漢方♥外来

先生、儲かりまっか？

♥ 新見 正則　帝京大学外科准教授
♥ 千福 貞博　センプククリニック院長
♥ 坂﨑 弘美　さかざきこどもクリニック院長

株式会社 新興医学出版社

Job to be done by Kampo

Masanori Niimi, MD, DPhil, FACS

Sadahiro Sempuku, MD, PhD

Hiromi Sakazaki, MD

©First edition, 2019 published by

SHINKOH IGAKU SHUPPAN CO. LTD., TOKYO.

Printed & bound in Japan

推薦の言葉

私事で恐縮ですが、三十数年前に亡くなった私の父、松田権六は、芸大名誉教授、人間国宝で、文化勲章を受章し、うるしの神様といわれました。その父があるとき言いました。

「芸大を出たからといっても一人前ではない。有名になり、売れるためには、何か特徴のある人間にならなければならない。優れた医者となり、さらに漢方をやるなら、特徴のある人間になれるかもしれない」

この言葉から、私は漢方をやる医者になったと思います。

今は、漢方をやる医者など、それこそ掃いて捨てるほどいます。しかし、今でも自分の専門を持ちながら漢方治療もやるという医者は、患者さんにとって有益な存在でしょう。そのような三先生の登場するこの本は、きっと役に立つでしょう。なにより坂崎先生の書いておられるように、開業医にとって外来診療が楽しくなるでしょう。

２０１９年３月　　日本東洋医学会元会長名誉会員　松田邦夫

目次

これからの１０年をどう生き抜くか？……新見正則……11

この１０年を思う……12
モダン・カンポウ、和漢、そして現代中医学……16
モダン・カンポウを併用すれば必ず儲かる！……20
蘇州で出会った若きビジネスマン達と……24
ブルーオーシャンとＲＯＩ……31
ＴＴＰとＴＴＰＳ……35
ＬＴＶと坂﨑先生……39
キャズムとＡＩＤＭＡ……43
ビジネスモデルとマネタイズ……46

大人気の秘密……坂﨑弘美……51

はじめに……52
開業のきっかけ……53

開業する場所……54
開業資金……55
負けてもらう……56
保険請求にも興味を持って……57
面倒なのはお金の管理……58
法人化のすすめ……59
ただ忙しすぎる日々……60
漢方との出会い……61
漢方にはまる……62
私に漢方……63
スタッフにも漢方……64
スピードが命……66
漢方薬の飲ませ方の大切さ……67
繁盛耳鼻科の先生……68
どこも悪くない……70

風邪には漢方薬が一番……72
体質改善……73
気になった患者さんが来院されないとき……73
受験生の風邪予防にも漢方薬……74
ちょっとした症状こそ漢方薬……75
専門外にも漢方薬……76
口コミ……76
ママにも漢方薬……77
補中《ほちゅう》益気湯《えっきとう》㊶……78
漢方薬はレセプト病名が必要……79
望聞問切……80
ブログでの発信……81
どこに行ったら？……82
決断……83
時間管理……84

少子化？……84
小児科医の楽しみ……85
開業医も勉強が必要……86
漢方薬を使うと儲かる？……86

ワンランク上のクリニック診療の秘密……千福貞博……89

はじめに……90
「大丈夫です。様子をみましょう！」は漢方薬を使うチャンス……91
「点滴をしたら元気になりそう」は「人参《にんじん》」……92
補中益気湯《ほちゅうえっきとう》㊶か、十全大補湯《じゅうぜんたいほとう》㊽か？……93
味証《みしょう》……96
本当の十全大補湯《じゅうぜんたいほとう》㊽……98
ついでに、生姜《しょうきょう》と乾姜《かんきょう》について……100
原典を読むべきか？……102
鈴木さんの家問題……103
「気剤は軽く使え、血剤は重ねて使え」（前編）……104
「気剤は軽く使え、血剤は重ねて使え」（後編）……106
「気剤は軽く使え、血剤は重ねて使え」（おまけ）……111
換骨奪胎《かんこつだったい》……112
胖大舌《はんだいぜつ》は「気虚《ききょ》」か「水毒《すいどく》」か……114
日本漢方とヘーゲルの弁証法……116
吉益東洞は科学者（1）薬徴……118

吉益東洞は科学者（2）類聚方……121
傷寒論をどう読むか？……123
八綱弁証《はちこうべんしょう》……125
集合図で考える……129

はじめに

最近は、若い人に講演で、または授業で、そして個人的にも、３つの職業または特技を持つように勧めています。約３０年前にインターネットが始まって、Googleの創業が約２０年前で、iPhoneの登場が１２年前です。この１０年間の世の中の進歩は凄まじく、また以前ではまったく想像ができないスピードです。そんな世の中では5年先が不透明で、少なくとも１０年先はまったく読めません。２０歳前後までにひとつの職業を決めて、それに打ち込んで定年までの数十年をその技術で過ごして、その後はノンビリと隠居するという3段階の人生設計ですむ時代は終了です。同じ職業を生涯続けられる人は激減すると思っています。また、年金に多大な期待を持つことはできず、一方で健康寿命が伸びるなか、死ぬまで働くことを強制される人、あるいは働くことがボケ防止や生きる楽しみにつなげられる人もでてくるでしょう。

漢方は医師や薬剤師の先生方が、自分の領域を広げるには最高の選択肢と思っています。領域が広がれば、当然に拝見できる患者数も増え、一人の患者さんを長く診ることができ、一人の患者さんのいろいろな訴えに介入できます。つまり必ずちょっと儲かることになるのです。

漢方を使い始めると自然と総合診療に目が向くようになります。今の医学で治らない領域であれば、その道の専門家にこれ以上頼るよりも漢方という切り口で改善する可能性があるからです。他の人が治せない患者さんに感謝されるとまたまた勉強の意欲が湧くのです。

近い将来、人工知能（ＡＩ）がますます進歩します。医療では少なくともフェイルセイフの立ち位置で使われるはずです。フェイルセイフとは失敗しても大惨事につながらないシステムのことです。人工知能は現状の情報からは「こんな疾患を疑いますよ」「こんな疾患の可能性が９９％です」「その治療が間違っている可能性は１００％ですよ」といったアドバイスが出るのです。そうであれば、診療は楽ですよね。昔は何年もかけてひとつの専門領域を極めたのですが、その積み重ねを人工知能が行ってくれるのです。総合診療的な立ち位置は人工知能の有益な活躍の場と思っています。そんなフェイルセイフのシステムができれば、モダン・カンポウ的立ち位置は不要かもしれません。つまり西洋医学で治らない訴えを保険適用漢方エキス剤で治療することがモダン・カンポウの立ち位置です。そんな専門医の意見を聞く前に、「その症状は慌てて病院やクリニックに行く必要はないですよ」「その訴えは漢方が適するでしょう」「その訴えは放置でもＯＫですが、漢方が有効なこともあります」とかをＡＩが推奨してくれるのです。そんな世界が近々訪れると思っています。先生方がご自分の専門領域と別に漢方薬を使いこなせるようになれば、現在の医療ではすぐに2つの専門をもてることになります。そして、ほかにも興味あることを持つ、いっそ他の職業もできる状態になれば、将来、AIが乱入し職を失うひとが増える世界になっても、AIのお陰で夢を膨らませることができる世界になっても僕達は生き抜くことができると思っています。そんなことを思う今日この頃です。

新見正則

これからの10年をどう生き抜くか?

新見正則

この10年を思う

今、ここは中国の敦煌です。昔の中国と今の中国をテーマに講演を予定しているため、その視察に中国へ出張しています。そして莫高窟の観光にも行ってきました。ホテルに閉じこもってこれから講演の原稿を書き始めます。

ほぼ10年前のこと、今から思うと吉日がやって来ました。当時はせっかく築いた城がなくなるような寂しさもありましたが、アッサリ手放しました。10年前のある日、心臓外科が僕の担当する血管外科の手術をすべて行うことになったのです。その日から大学院の業務にほぼ専念できる環境になりました。当時は血管外科、東洋医学、移植免疫学の3講座の大学院の指導教授でした（その後は血管外科の手術を行わなくなったので、血管外科の大学院指導は辞退しました）。365日24時間緊急手術に備えて待機していた10数年が突然終了したのです。そこで50歳から筋トレを始めました。これは漢方の師匠である松田邦夫先生が日頃「漢方だけでは治らない。運動をしなさい！」とおっしゃっていたことが理由のひとつにあります。そして51歳から金槌親爺が水泳に挑戦し、52歳でオリンピックディスタンスのトライアスロン（スイム1.5キロメートル、自転車40キロメートル、ラン10キロメートル）を完走しました。凝り性な僕は、その後、日本で最長のトライアスロンに挑戦したくなり、なんと1年後の53歳時に、佐渡トライアスロン・タイプA（スイム3.8キロメートル、自転車190キロメートル、フルマラソン42.2キロメートル）を14時間18分で完走したのです。そして今でも趣味としてトライアスロンの練習は続けていますし、時々オリンピックディスタンスのトライアスロンには挑戦しています。

若い起業家や投資家に会うとトライアスロンが趣味の人も多く、またこんな短い時間で最長のトライアスロンを完走できたことを知ると僕のバイタリティーと集中力に敬意を評してくれます。そしていろいろなことがトントン拍子に進むきっかけになるのです。最近は医療だけでは解決できない問題と起業家諸君の知恵をマッチングさせることが楽しくなっています。血管外科医だけの10年前よりは実は相当忙しいのです。しかし、自分でコントロールできる忙しさにてそれも苦になりません。仕事と余暇が融合して常時働いているイメージです。そんな楽しい人生の入り口となったトライアスロンには本当に感謝しています。そして、最近は自分を「健康と医療のプラットフォーム屋」と名乗っています。

緊急手術から解放され、東洋医学の勉強に割く時間を増やすことができました。そこで症状からオートマチックに処方頻度が高い漢方薬をならべて本にするという常々考えていた作戦を実行しようと思ったのです。そしてその構想が「フローチャート漢方薬」として出版されました。この「フローチャート漢方薬」にはモダン・カンポウの思想が根底に流れています。モダン・カンポウとは、西洋医学で治らない訴えに保険適用漢方エキス薬で対応しよう、そして処方選択には漢方的診察（腹診、舌診、脈診など）は不要という作戦です。そんな構想を踏まえて書籍を創り上げるプロセスから10年以上が経過しました。そして「モダン・カンポウ10年の功罪」という特集をモダンフィジシャンという内科系総合雑誌で企画しました。そこで多くの先生方に功罪の執筆、特に罪の執筆を求め、またその趣旨を発表し出版社のホームページで広く意見を求めて公募しました。しかし集まったものにはほとんど「罪」はありませんでした。たしかに、10年間、モダン・カンポウの啓蒙を通じて、学会会場で、書籍で、そして雑誌などで、面と向かって批判を受けたことはありません。こちらから原稿を依頼しても明らかな反論がほぼなかったことから、僕のモダン・カンポウの啓蒙のゴールは、ほぼほぼ達成したと思っています。つまり、和漢（日本漢方）と中医学に加えて、モダン・カンポウという処方方法があり、それを堂々と発言することに異論はないということです。

つまり、モダン・カンポウ、和漢、中医学に大差がないということです。大差があると思う時は、ぜひモダン・カンポウ vs 和漢、モダン・カンポウ vs 中医学の二重盲検試験（ＲＣＴ）を行ってみて下さい。そうすれば他人を説得できるデータとして結論ができます。そんな明らかなエビデンスであるＲＣＴが発表されるまでは、モダン・カンポウは和漢や中医学と大差がないとして利用すればいいと思っています。モダン・カンポウは西洋医のための漢方薬の処方方法です。西洋医が西洋医学に併用して漢方薬を処方する時に、大差がないのであれば簡単な方が便利なのです。つまり処方選択に腹診や舌診、そして脈診が必須でない方がいいのです。

僕はモダン・カンポウをひとつの概念として定着させました。１０年間、僕自身がモダン・カンポウ的処方で対処し全く問題を感じていません。一方で僕の啓蒙を通じてモダン・カンポウ的立ち位置で漢方薬を処方する先生方が全国で急増していますが、彼らから今までに特段、モダン・カンポウ的処方選択で問題があるという問い合わせはありません。モダン・カンポウはフローチャートですので明日からでもビギナーが処方できます。そして興味が湧けば、和漢や中医学を勉強しましょう。

モダン・カンポウ、和漢、そして現代中医学

モダン・カンポウは処方選択に漢方的診察（腹診、舌診、脈診）を不要としています。しかし、モダン・カンポウから導かれる結果は、漢方医なら誰もが知っていることです。つまり、漢方的診察をしなければ症状Xからもっとも頻度が多く導き出される処方は漢方Aだということだけです。そんな智恵は昔から誰もが持っていました。そしてそこに漢方的診察を加えて、症状Xから漢方A以外の漢方B、漢方C、漢方Dが導かれました。しかし実は、漢方AよりもB、C、Dの方が有効であることが、漢方的診察の有効性を論じるためには必要なのです。大切なことはそんな簡単な智恵を出版した人がいなかったということです。

そもそもモダン・カンポウは、僕自身が漢方的診察は必須であることを証明したく、つまり和漢の漢方的診察の有効性を確認するためのRCTを行うにあたって、そのコントロール群として作り始めたものなのです。それを作っている過程で、漢方的診察をしても1割しか処方が変更されないことに気がつきました。そしてその変更した1割が実は変更前の処方と比べて明らかに有効であったという確認はしていないのです。

そして、松田邦夫先生の外来に陪席しているときに、松田邦夫先生から当時の僕には衝撃的な発言がありました。松田邦夫先生が、「大塚敬節先生の外来に陪席して、しばらくしたら大塚先生が処方する漢方薬がほぼすべて当たった」と言われたのです。僕は毎週金曜日の午前中に松田邦夫先生の外来に陪席しています。陪席とは横に座って外来を垣間見るということで、自分で漢方的診察はしません。つまり松田邦夫先生は漢方的診察なしで、大塚敬節先生の処方を当てられたのです。これは漢方的診察がほぼほぼ不要である証として僕には伝わりました。そして「フローチャート漢方薬」を上梓する力強い後押しになったのです。

さて、江戸時代の吉益東洞を筆頭に和漢の医師の多くは、中医学の仮想病理概念である証候名を嫌いました。そして排除したのです。それを方証《ほうしょうそうたい》相対といいます。漢方薬（方）といろいろな所見（証）が相対するとして、証候名を抜いたのです。一方で中医学には証候名が必須です。証候名に辿り着けば、オートマチックに治法が決まり、そして代表方剤が導かれます。つまり証候名を決めることが中医学の基本中の基本になるのです。すると証候名が必須である中医学と、証候名が不要である和漢とモダン・カンポウという構図になります。つまりモダン・カンポウは和漢の簡略版で、和漢はモダン・カンポウに処方選択の智恵を加えたものになります。そこに加える智恵を和漢では口訣と称します。口訣という言葉が嫌いな時は、クリニカルパールと言い換えれば、問題ありません。

クリニカルパールとは経験豊富な先生が臨床的に感じている役に立つ情報です。クリニカルパールでRCTの結果に差が出るほどのものはありません。でも実際に役に立つことが多い情報なのです。ですから、モダン・カンポウで漢方薬に興味を持って、そして使い始めて、漢方薬の有用性が腑に落ちて、体感して、そしてさらに勉強したくなったときは、和漢の口訣を拾い集めることが楽しいと思っています。クリニカルパールですから、どこから勉強してもいいのです。体系的に勉強する必要がないのです。興味がある口訣を拾い上げて、自分が納得できないものはパスして、やってみたい口訣を集めて、実際に使用して、有益だという体感があれば、それを自分の処方選択の引き出しに加えればいいのです。

モダン・カンポウ的処方方法で、西洋医学で困っている患者さん300人ぐらいに処方すると、和漢の口訣を勉強し始めるのによい時期と思っています。その前に始めると、胡散臭く感じる口訣に出会うことで漢方を嫌いになりかねないのです。「漢方の有用性は十分に理解できた、少々の理解できないことに出遭ってもOK」というレベルになってから和漢の勉強を始めて下さい。和漢にはいろいろな流派があります。良く言えば群雄割拠です。悪く言えば、まとめることができない状態です。ですから和漢の中でもお互いに整合性が合わない口訣や理論が併存するのです。

一方で現代中医学はひとつですよ。中医学にもたくさんの流派があります。しかし、ひとつにまとめないと、少なくとも教科書を作らないと、中医学を通常5年間勉強して、その後に受ける中医師試験でマルチプルチョイスの正解がひとつになりません。ですから、現代中医学はひとつしかないのです。つまり勉強する方法は和漢と違って楽なのです。教科書を出版している会社は複数ありますが、内容は同じです。現代中医学の教科書は100冊以上のシリーズになっています。中国に行かれた時に書店に行って実際に見て下さい。神保町の中国語書店には現代中医学の教科書はありませんでした。5年間勉強するのですから100冊以上は当然の冊数です。ですから、わが国の西洋医が漢方を勉強するときに中医学を目指すことを最初はお勧めできません。膨大なボリュームだからです。もしも興味を持ったら、ベーシックな5冊、中医基礎理論、中医診断学、中薬学、方剤学、中医内科学がお勧めです。しかし、日本語訳があるのはその一部のみです。是非、中医学に興味を持ったら、まず中国語を勉強して下さい。中国語を話すことは相当ハードルが高いですが、漢字がほぼ共通にて中医学の書籍を読めるレベルに比較的簡単に到達できます。そうすれば、現代中医学のすべてが安価に勉強可能です。

モダン・カンポウを併用すれば必ず儲かる!

モダン・カンポウはやろうと決意すればその場からスタート可能です。「フローチャート漢方薬」を外来の机に置いて、西洋医学で治らない、西洋医学では病気ではない、西洋医学で大分よくなったがもっとよくなりたい、といった患者さんにどんどんと処方します。最初から当てようと思わない方がいいです。最初から当たる打率は3から4割と思っておきましょう。漢方の魅力はたくさんの札があることです。ひとつの症状や訴えにたくさんの選択肢があることです。フローチャートでファーストチョイスを選んで、そして4週間様子をみて、少しでもよくなっていれば続行、不変でも続行、悪くなっていれば中止が建前です。不変でも漢方薬が美味しいとか、他の症状がよくなっていれば続行します。体質改善の意味合いが強く、ぼつぼつと効くと思っておくことが肝要です。

もちろん、すぐに効果が出る漢方薬もあります。漢方薬は生薬の足し算です。通常生薬一剤では薬効が弱いのでいろいろと足し合わせて効果を引き出しているのです。そんな効果が微弱な生薬の足し算である漢方薬らしい漢方薬はぼつぼつ効くと思っておきましょう。一方で、ひとつの強力な生薬が入っている漢方薬は通常すぐに効きます。たとえばそんな生薬のひとつに麻黄《まおう》があります。麻黄《まおう》にはエフェドリンが含まれています。ですから麻黄《まおう》含有漢方薬である小《しょう》青竜湯《せいりゅうとう》⑲、麻黄湯《まおうとう》㉗、葛根湯《かっこんとう》①、麻黄附子細辛湯《まおうぶしさいしんとう》⑫⑦、越婢加朮湯《えっぴかじゅつとう》㉘などをたくさん飲めば、当然に鼻水はすぐに止まります。瀉下作用が強い大黄《だいおう》含有漢方薬を飲めばすぐに快便になります。発汗作用が強い附子《ぶし》はすぐに発汗します。

西洋医にとって漢方薬は補完医療です。僕は野球に喩えて、西洋薬は直球、漢方薬は変化球と語っています。変化球は知っていて損はないのです。直球だけの投手より、変化球を使える投手の方が打者を打ち取れる確率は高いでしょう。無理に変化球を使う必要はないのです。直球でOKな打者に変化球は不要です。変化球がいつでも投げられるという意識が大切なのです。

補完医療として漢方薬を使用すると絶対に儲かります。大切なことは西洋医としての支柱がしっかりあることです。西洋医としての土台の上に漢方薬を使用すれば絶対に儲かるのです。モダン・カンポウを手にすると、その日から漢方薬を処方できます。そしてその御利益を享受できるのです。

漢方薬の御利益

- 患者さんが喜ぶ
- 外来が楽しい
- 患者さんが離れない
- 医療費の削減になる
- リスク管理になる

モダン・カンポウの立ち位置は西洋医学で困っている患者さんへの処方です。もちろん皆様の専門領域でもＯＫ、他の西洋医の先生方が困っている訴えでもＯＫです。そんな患者さんに処方すると、治療を試みると患者さんは当然に喜びます。最初から当てなくていいのです。西洋医学で治らない訴えを最初から治そうと思わない方が得策です。もちろんそう思っていても最初から治ることが少なからずあります。大切なことは、時間を稼げること、その得られた時間で患者さんとの信頼関係が構築できること、そして患者さんの自己回復力に期待することもできます。僕は難しい訴えには「慣れることも必要ですよ。漢方で半分は楽になりますが、残り半分は自分でも対処してくださいね！」と言い添えることもあります。

そんな外来、楽しくないですか。今までの「今の医学では病気ではない」「今の医学ではこれ以上は無理」「今の医学では治せない」という言い訳は必要がないのですよ。「今の医学ではこれが精一杯、だから漢方で頑張りましょう」と言って、患者さんと一緒に少しでもよくなる漢方薬を探せばいいのです。そして患者さんが感謝してくれることほどうれしいことはありません。つまり患者さんは離れないのです。西洋医学を土台として持っている先生がモダン・カンポウを加えるだけで、長く患者さんを拝見できて、かつ患者さんも増えるのです。当然、モダン・カンポウ導入前よりも繁盛しますね。

また、漢方薬は西洋薬に比べて薬価は5分の1です。抗がん剤やC型肝炎の薬、免疫抑制剤などの高額薬を除いた西洋薬の薬価の5分の1なのです。そんな安い薬で役に立てば最高ですね。そしてリスク管理にもなります。「異常がないから帰れ！」というイメージが不信を招きます。もちろん、患者サイドにも多くは非があるのです。しかし、非があっても困っているからわざわざ外来を受診したのです。そんな時には「西洋医学的には異常ありません。でも困って外来に来られたのですよね。漢方でもお持ちになりますか？」と言い添えればまったく問題ありません。漢方薬が欲しければ漢方薬を持たせ、漢方薬など不要と言えば、それでいいのです。対処する姿勢を見せたことが大切なのです。つまりリスク管理になりますよね。

必ず儲かり、リスク管理にもなって、そして医療費の削減につながります。ぜひ、モダン・カンポウを活用して下さい。

蘇州で出会った若きビジネスマン達と

トライアスロンを通じて知り合ったビジネスマン達、そして中国語を勉強して、中国に興味を持って、そんな中国ビジネスの関係で親交が深くなった若き起業家や投資家達とのお付き合いで、今まで以上にビジネスとのかかわりが強くなっています。そんなビジネスの視点から、ビジネスワードを交えて漢方を語ってみたいと思います。

まず、彼らと出会ったのは現代中国の真実を学ぶクローズドの勉強会への参加でした。上海近郊の蘇州で開かれたもので、蘇州を開発しているシンガポールのリークワンユー大学主催のセミナーでした。そのセミナーでの出会いは僕の人生をまた変えるほどの衝撃でした。何故か正しく報道されていない中国の現状をまずお話しします。

世界でインターネットを誰でも使用できるようになって30年、グーグルが起業して20年、iPhoneが発売されて10年以上になります。そんなインターネットの時代が急速に進んでいますし、そんなインターネット環境に慣れた僕たちは10年前の姿をほぼ忘れかけています。このインターネットの普及と中国の国力増大の時期が重なったことが中国を理解するうえで極めて重要なファクターです。

中国を理解するときに大切なキーワードは実利主義です。「御利益があれば少々のリスクはOK」という価値観です。最近の世界株式総額ランキングを見ると20年前の日本企業が勢揃いしていた時代は遥か昔になり、今はトヨタがなんとか数十位の位置にいる以外に、日本企業は存在しません。一方で中国企業の躍進が目に留まります。テンセント、アリババ、そして平安保険などです。

中国ではキャシュレスが急速に進んでいます。特に目立っているのはテンセントが展開する微信（WeChat）、アリババが展開するアリペイの2つです。この2大企業が中国のキャッシュレスを寡占しています。ほぼ全ての支払いがキャッシュレスです。つまりスマートフォンで決済可能なのです。お店での買い物、ここには高級ブランド店から、普通のスーパー、小さなお店、露天なども全て含まれます。タクシー、鉄道、飛行機なども当然にOKです。中国のスマートフォンはすべて各個人の番号が紐付けられています。つまり誰がどこで何を購入し、何をしているかの情報がほぼその2大企業に握られています。

中国でキャッシュレスが進んだ理由は、まず、中国のお金は汚いのです。触りたくないようなお札も多数あります。そして偽札が少なくありません。そうするとキャッシュレスは魅力的です。お金に触る必要がなく、偽札の心配も皆無です。個人情報がダダ漏れでも「御利益」があるのです。次に支払いをスマートフォンで行っても手数料が掛かりません。僕は大連にいる中国語の先生とスカイプで中国語レッスンを週に2回受けていますが、その費用は手数料無料の微信で支払っています。

中国は広大です。田舎に十分な小売店網はありませんでした。日本は戦後、小売業が栄え、スーパーが誕生し、そしてイオンなどの巨大モールが登場しました。その後リアル店舗に出向く必要のない通販が普及して、通常の小売店は苦境に立たされています。一方で中国は、スマートフォンが誕生して、小売店もないような田舎にも一気に通販が浸透したのです。アリババがアマゾンを徹底的に真似て中国で成功していますが、成功の最大の要因は中国の物流ネットワークが極めて不完全であったことです。だからこそ、一気に加速度的にアリババが浸透したのです。そして中国政府も実利主義です。自分達に御利益があればOKです。御利益がなければ、資本主義国とは異なり、どんなに大きな会社も政府が潰すことが可能です。

現在の中国にひと昔前の自転車が大挙して道を塞ぐ光景はありません。大都市の自転車はほぼ全てシェア自転車です。スマートフォンをかざしてロックを解除し、好きなところに乗り捨て、スマートフォンでそれを知らせるというシステムです。誰がどこからどこに移動したという情報もすべて記録されます。それ以上に正しくシェア自転車を使用したかが記録されます。

レストランの注文もテーブルにあるＱＲコードを読むとスマートフォンにメニューが出ます。そしてそこからオーダーができます。お店での支払い金額以外に注文内容もダダ漏れです。そして割り勘での支払いも可能です。また、出前専門の業者もいて、ほぼ全てのレストランの注文を希望の場所に届けてくれます。つまりそんな情報もすべてデータとして保存されているのです。

このような細かい大量のデータの蓄積によって信用が数値化できるようになります。スマートフォンの情報が与信に使用できるのです。アリババでは芝麻信用と呼ばれ、使用金額、日頃の行動、交友関係、学歴、職歴などで個人が数値化されます。芝麻信用で高得点を得るとデポジットが不要になったり、不動産が優先的に賃貸できたり、空港で優先レーンがあったり、ビザが簡単に取得できたりと「御利益」満載なのです。そしてこの芝麻信用の正式な算出方法は公表されていません。ですから、芝麻信用をよりよく保つために必然的に悪さをしなくなるのです。確かに最近の中国の観光客の振る舞いは以前より格段によくなっています。これを芝麻信用だけの結果とするのは短絡的ですが、このようなシステムが作動していると自然と自己制御が働くのは当然のことです。下世話な例では、合コンも芝麻信用が○○以上の集まりといった具合に開催されます。

テンセントやアリババはインターネットの会社です。IT企業です。ですから今の時流にて世界トップ10に入っていることも理解できます。しかし、平安保険は保険を中心とするコングロマリットです。一見IT会社ではありません。しかし情報で勝負しているのです。平安保険が提供する無料のアプリは2億人以上がダウンロードしています。歩くとポイントがつきますが、毎日ポイントを溜めるためにそのアプリにアクセスする必要があります。そして何か困ったことがあれば医師の意見を聞けて、そして病院に行った方がいいとなると、平安保険のアプリ上にお勧めの病院やクリニックが近い順に並び、そこをクリックすると医師の情報が表示されます。そして気に入った医師を選ぶと、明日の○○時に予約が取れて、それがQRコードとなって表示され、それを当日見せるとOKという流れになります。そんな情報を全て握ると適切なタイミングで保険を売ることができます。病気と縁がない人は保険に興味がありません。しかし、病気と縁ができると勧誘されれば心が動きます。営業に最適なシステムですよね。

平安保険は車両保険も売っています。その車両保険に入るとスマートフォンをダッシュボートで常時オンにすることを勧められます。そこからはＧＰＳ情報が常時発信されているので、車の位置と速度がわかります。また加速度センサーも付いているので急加速や急停車も記録されます。中国ではそんな情報まですべて握られても御利益になるのであればＯＫなのです。つまりそんな情報から平安保険が上顧客とランクすれば、事故を起こしても保険調査員は出向きません。写真1枚を送ると、すぐに保険金が払い込まれます。調査員を派遣する費用が浮くことになります。なんとこのシステムで数十万人の事故調査員が不要になりました。そこで、その調査員には別の仕事を割り振ったのです。例えば、子どもを迎えに行く母親が事故に巻き込まれると、保険金は入金されても、その場にいる必要があります。そこで、平安保険は職員を子どもの迎えに回すのです。つまり御利益がそこに存在するのです。

すべての情報は握られています。そしていろいろなことが解析可能です。そんなビックデータからは将来何が本当に健康や長生きに有益な因子かが解析されます。御利益優先の中国ではそれが是となるのです。

ブルーオーシャンとROI

ブルーオーシャンとは敵がいない状態の商売です。レッドオーシャンとは敵だらけで、激しい競争が必要な土俵での商売です。漢方薬は薬局で売っていたものが、1967年に保険適用が始まり、現在の148種類の内服漢方薬がすべて保険適用となったのは1975年です。保険医薬品が薬局で売られるようになることをOTC化されたといいますが、漢方薬は薬局で売っていたものが医療保険で使えるようになったので逆OTCともいえます。

多くの医師が漢方薬に興味がない頃は、漢方薬を使用していればブルーオーシャンだったのです。上手に患者さんを集めれば、まわりに敵がいない、または少ない状態での商売になります。競争の必要がありません。ところが、次第に漢方薬は裾野を広げ、西洋医に認知されてきました。医学部の教育に漢方が導入されたことも大きな契機でした。そしてだんだんと商売敵が増えていきます。漢方だけで頑張ってきた先生には脅威になります。誰でも簡単に治せる病気は漢方に興味を持った西洋医が治してしまい、簡単には治らない患者が集まる状態になります。そんな困った患者を治せるのが本当の漢方医でしょうが、やはり簡単に治せる患者が減れば収益減につながります。

そんな観点から俯瞰すると、漢方は普及してもらいたいが、西洋医が簡単に使用してもらっては困るという思いにつながります。ある時、当時の権威ある漢方の大御所から、「そんなに簡単に漢方を教えるな！　難しく教えて、弟子になったら初めてわかりやすく教えればいい」と言われたそうです。そんな話を聞いて、昔は了見の狭さに愕然としましたが、ブルーオーシャンがレッドオーシャン化していく状態と思えば、商売としては当たり前の対応に思えます。

その上、僕が10年前からモダン・カンポウを啓蒙・普及活動を始めました。医師なら誰でも保険適用漢方エキス剤を使おうと思えば、その時から使用できます。つまり本当に漢方で治せる名医しか生き残れない状態となりました。モダン・カンポウと和漢、そして中医学に明らかなエビデンスを持ってどれが最良かを明らかにした臨床研究はありません。つまり現状ではほぼほぼ差がないのです。もちろん、長い歴史の叡智を否定はしません。そのほんの少しの差が、和漢や中医学にあるのでしょう。しかし、そのほんの少しの差を求めて、西洋医が漢方を勉強するにはコストがかかり過ぎます。

ＲＯＩとはReturn on Investmentの略で、投資に対する見返りです。つまり西洋医が和漢を極めて、または中医学を極めて、その時間と費用を回収することは難しいと思っています。西洋医学を捨てて、和漢や中医学だけで商売をする人にはその投資は当然に必要なものです。わずかな差も集まれば相当の差になる可能性もあります。

医療を商売ではなく社会奉仕でやっている方も多数いるでしょう。時間をかけて勉強できる人は、まず和漢から勉強するのです。和漢は群雄割拠で、流派がいろいろありますが、証候名を捨てているので勉強が簡単です。口訣を集めればそれが患者さんのためになります。クリニカルパールを学ぶのです。クリニカルパールですから、いろいろとつまみ食いが可能です。全体を把握する必要はありません。そんな口訣が身につくと、また治せる患者さんの幅も広がるでしょう。

一方で現代中医学はＲＯＩから見れば相当ハードルが高いのです。中国の漢方医（中医）が5年かけて勉強してやっと一人前となるものを西洋医が片手間で勉強しても限界があります。そして極めて系統だって中医学は創られているのでつまみ食いが上手く作用しません。北京中医学大学の大学院生が１５人、僕のラボに見学に来て、証候名の数を聞いたところ「無限」と答えてくれました。そして後日、極めて分厚い証候名の教科書を「みんなで昼食をご馳走になったお礼」と言って送ってくれました。そのページ数を見ると西洋医がとても片手間で学べるものではありません。そして手紙には「この本に含まれていない証候名が無限にあります」との追記がありました。つまり中医学を勉強することは西洋医にとってROIが低いのです。時間の投資が高く付くということです。

一方でモダン・カンポウは書籍を複数買って、または書籍なしでも僕の講演会に出てレジュメを手に入れればいつからでも処方できます。ROIは極めて高いということになります。漢方+○○科は医師であれば誰でも標榜できます。通常は「漢方内科」がよいと思いますが、漢方に興味がある医師ですよというメッセージに使用するのです。モダン・カンポウをやろうと決めれば、堂々と漢方内科と標榜して、まず300例に処方しましょう。そしてもっと勉強したい人は和漢、最後に現代中医学の勉強をされてはいかがでしょうか。

限界費用という言葉があります。もうひとつモノを作るときに必要な費用です。食事を提供する場合は、席が空いていれば、食材費だけが限界費用になります。電子化された商品では限界費用はほぼゼロです。同じく西洋医がモダン・カンポウを診療に加えるには限界費用はほぼゼロなのです。固定費に相当するものがモダン・カンポウでは必要ありませんから。

TTPとTTPS

ＴＴＰがなんの略かわかりますか？　わかりませんよね。「成功の秘訣は成功者をＴＴＰする！」といった文脈で使います。「徹底的にパクる」のことです。ビジネスでもそうですが、自分がやりたいことがあって、成功している人がいればぜひその人に会いに行きましょう。そしてそのビジネスモデルを徹底的に真似しましょう。

医療でも同じです。病院の院長や、診療科の部長などになって、組織を成功に導きたいときにぜひとも成功している施設の見学に行きましょう。最初は恥ずかしいと思いますが、そんなことはないのです。断られても、もともとと思えば、何も怖いことはありません。成功者はいろいろな苦労をしています。そんな話を聞けば同じ苦労をしなくて済むではありませんか。

僕がモダン・カンポウを始めたのは、西洋医学を本道としている医師が、漢方の修行に１０

年も20年もかかっていたのでは、その領域に添える形で漢方を利用するにはハードルが高すぎると思ったのです。僕は1998年にオックスフォード大学での5年間の留学を終えて帰国し、それからぼつぼつと漢方に興味を持ちました。そして紆余曲折を経て、家族みんなが漢方の恩恵に預かり、そして幸いにも松田邦夫先生に毎週直接教えて頂く機会に恵まれ、漢方をほぼほぼ正しく使えるようになりました。そしてさらに高みを目指して勉強しています。僕がかかった同じ時間で追いついてもらうのでは、よい教師とはいえません。僕の十分の一で追いついて欲しいのです。それが僕の使命です。

昔の堀江貴文さんを直感で僕は嫌っていました。刑期を終え出所してからの彼の本を読んで僕はファンになりました。「多動力」は面白いですよ。Kindle Unlimitedでは無料で読めます。その堀江さんが寿司職人になるのに何年も費やすのは馬鹿げていると語っています。丁稚奉公から始まって、寿司を握るまでにも時間がかかり、またその後も長い年月を掛けて、その後にやっとのれんを分けてもらうという旧態依然としたシステムに反旗を翻しているのです。彼は3ヵ月で一生モノの技術を身につけられると豪語しています。そして確かに11ヵ月でミシュランガイドに載る寿司屋を創り上げました。これこそ目指すべき姿ですよね。「俺の所に弟子入りしろ！　そうすれば、将来必ずのれんを分けてやろう！」　そんなシステムを否定しません。でも3ヵ月のシステムもあっていいではないですか。選ぶのはこちらなのですから。

モダン・カンポウと和漢、そして現代中医学のどれが本当に最強なのかはわかりません。わからないのであれば、明日から使えるモダン・カンポウから入って、そしてつまみ食い可能な和漢、中央集権国家である現代中国政府が決めた荘厳な現代中医学と順次進めばいいのです。そして実際はモダン・カンポウで必要十分な先生が大多数です。

僕は松田邦夫先生の外来をTTPしたのです。松田邦夫先生が60年かかって辿り着いた処方選択を徹底的にパクったのです。ですから、「フローチャート漢方薬」は初版本から大きな訂正は1箇所もありません。当たり前なのです。松田邦夫先生の智恵を書き下ろしただけです。僕の書き下ろし方が間違っていなければ問題がある訳がありません。そんな松田邦夫先生の漢方人生に裏打ちされた本だからこそ、説得力があるのです。

さて、TPPSではTPPに加えてSが付いています。このSは「修正」とか「進化」とか「進歩」とかです。つまりTPPだけでは不十分なのです。「フローチャート漢方薬」には松田邦夫先生の智恵に、僕のサイエンス的な思考を加え、また西洋医が納得できるような解説を足しました。成功者を真似た上で何かを加えることが重要です。僕はSに相当する努力として、同時期に「本当に明日から使える漢方薬　7時間速習入門コース」を上梓しました。僕のまったく初心者向けの1日コースの講演会を書籍にしたものです。これも今でもまったく古びずに使用可能です。この本の表紙は僕がオックスフォード大学で行ったマウスの移植免疫学の研究を漢方薬に応用し、一流英文誌 Transplantation に載った論文の図表がデザインに使用されています。今でも講義のなかで使用している生薬を一つでも抜くと漢方の効果が激減するという研究です。生薬の足し算が漢方の叡智ということを説明する最良のストーリーが書籍中にも引用されています。こんな他の人にはできないことを加えて僕は松田邦夫先生をＴＰＰＳしているのです。

開業しても、流行るクリニックと流行らないクリニックがあります。もちろん徹底的にパクってある程度はうまくいきますが、それから抜きんでるには、自分なりの修正や進化が必要です。そこはそれぞれの智恵と経験でSを加えて下さい。

LTVと坂﨑先生

LTVとは Life time value のことです。顧客生涯価値と訳されます。医療経済でいえば患者さんが一生涯である医療機関にいくらお金を落としてくれるかということです。

オックスフォード留学から帰国して、大学で血管外科を始めようと思いましたが、当時は僕が属する第一外科ではなく、第二外科に血管外科がありました。そんな事情で「お前が第一外科で血管疾患を扱ってはならぬ！」と釘を刺されたのです。そこで当時はまったく世間が興味を示していなかった静脈外科を始めました。下肢静脈瘤や深部静脈血栓症です。下肢静脈瘤の手術はあまりやっている施設がなく、まったくのブルーオーシャンでした。北海道から九州まで全国から患者さんが集まったのです。僕のホームページはグーグルの検索でいつもトップに載っていました。当時は入院期間も数日で保険点数が高いストリッピング手術でしたので相当医療機関は儲かりました。

しかし、下肢静脈瘤の原因となる血管は左右の大小伏在静脈のみです。つまり最大でも4回しか手術できません。その上、静脈瘤の手術をして、後日他の伏在静脈の手術が必要になる患者さんはそれほど多くはないのです。つまりＬＴＶという観点からは下肢静脈瘤は魅力的ではないのです。多くの外科的疾患は生涯に何度も手術を行うことは少ないので、同じくＬＴＶ的には魅力はありません。

商売的観点からはずっと通ってくれる患者さんを確保することがもっとも経営を安定させます。そんな視点からは絶対に漢方薬を補完医療としてラインナップしたほうがいいのです。診てあげられる疾患がある意味無限になって、そして患者さんをずっとキープできるからです。モダン・カンポウの立ち位置で保険適用漢方エキス剤を使用すると、西洋医学で困っている患者さんの７割が満足してくれます。「満足」するのであって、すべてが「治る」のではありません。しかし、漢方薬で時間が稼げるので、そして西洋医学的診断加療はご自身の施設、または他の施設で済んでいるので、ノンビリと対処可能なのです。漢方薬があれば、まず困っている症状に共感できます。そして時間を共有できます。そんな中から漢方薬を道具として使って解決策を探るのです。もちろん治ることを目指しますが、なかなか西洋医学でうまくいかなかったものが簡単に治ることは多くはありません。僕は最近、「漢方で半分は楽にしてあげる。一方であなたも慣れたり、努力したり、頑張りなさい！」と言っています。

大阪で講演したときに、子どもに漢方薬を飲ませる方法を教えて欲しいという質問がありました。その時に僕は、「僕のところに来る子どもは本当に困っているので、まずい薬でも飲む。まずいからと言って飲まないのであれば、その程度の症状だから、相手にしていない！」と御返事をしました。今でも僕の外来ではそんなスタンスです。その講演の後、ある先生が控え室に訪ねて下さり、ヒントをくれました。「私は小児科をやっています。開業して長くなるので、お母さん、おばあちゃんまで含めて全員が患者さんの家族もいます。そんな家族に、1回でもまずい漢方薬を処方すると家族全員が来なくなるのです。そこで私は子どもに美味しく飲ませる工夫をしています」と教えてくれました。そこで実際にクリニックに見学に行くと漢方薬を美味しく飲ませる工夫がたくさんありました。その彼女とは、この本の共著者の坂﨑弘美先生のことで、そこで一緒にその智恵を本にしようということになり、「フローチャートこども漢方薬」を出版しました。

つまり、坂﨑弘美先生は患者のLTVを考慮して診療していたのです。患者さんを一生離さない智恵とも言えます。世の中には漢方薬嫌いの患者さんも多いので、漢方薬だけを処方すると「あのクリニックは漢方薬を出すから行かない」ということも起こります。僕は風邪には絶対に漢方薬がいいと思っています。風邪の初期に処方する漢方薬はフローチャート漢方薬に従うとがっちりタイプから華奢なタイプに向かって、麻黄湯《まおうとう》㉗、葛根湯《かっこんとう》①、麻黄附子細辛湯《まおうぶしさいしんとう》⑫⑦、そして香蘇散《こうそさん》⑦⓪です。しかし、僕は多くの患者さんに西洋薬も頓服で添えるのです。熱冷ましにアセトアミノフェン、咳止めにメジコン、鼻水に抗アレルギー薬などです。患者さんには、「僕は風邪の初期には漢方薬が最良と思っているので、処方します。でも漢方薬の力が及ばないときには、一緒に出す西洋薬を頓服で飲んで下さい」と言い添えています。

最近はフレイルに人参養栄湯《にんじんえいようとう》⑩⑧を処方しています。フレイルとは漢方薬でいえば「未病」ともいえます。病気ではないが、なんとなく変で歳を感じるといったイメージです。そんな時に気長に飲むと効果がある漢方薬が存在します。正しくモノをみることを心がけている僕に言わせると、漢方薬はフレイルの状態を過ぎると治せないのです。例えば大腿骨を骨折したら人参養栄湯《にんじんえいようとう》⑩⑧をいくら飲んでも歩けるようにはなりません。ところが手術をして人工骨頭を入れると歩けるようになる人が多数います。ですから漢方薬は転ばないように、精一杯元気でいられるように、ほぼほぼ元気な時から処方するのです。LTVという観点からは漢方薬は本当に最良の道具と思っています。

キャズムとAIDMA

キャズムとは溝のことです。これはエヴェリット・ロジャースが提唱したイノベーター理論に出てきます。消費者の新商品に対する行動を観察して5種類に分類したものです。その5種類とはイノベーター（革新者）、アーリーアダプター（初期採用者）、アーリーマジョリティ（前期追随者）、レイトマジョリティ（後期追随者）、そしてラガード（遅滞者）です。

- イノベーターは新しいものを積極的に試そうとする人々で市場全体の2.5％です。新しいクリニックが開業したからともかく行ってみようという客層です。
- アーリーアダプターはトレンドに敏感な人で、インフルエンサーやオピニオンリーダーなどもここに属します。積極的な情報収集を行い、来てくれる人々です。市場全体の13.5％です。
- アーリーマジョリティは新しいものに対して慎重な人々ですが、平均的な人よりも早く商品を手に入れます。○○さんがいいと言ったから新しいクリニックに行ってみようというイメージです。一人が良いと言えば行くといった感じでしょうか。市場全体の34.0%に相当します。

- レイトマジョリティは慎重かつ、新しいものに懐疑的な目線を持つ人で、周囲をうかがいながら行動します。みんなが行っているクリニックだから行こうというイメージです。市場全体の34.0%に相当します。
- ラガードは最も保守的な人々で最後まで商品に手を出しません。16.0%です。あそこのクリニックしかなくなったからしょうがなく行くといったイメージです。

内覧会にくる人はイノベーター、開業してすぐに来てくれる人はアーリーアダプターです。そして次に口コミでくる人がアーリーマジョリティですが、このアーリーアダプターとアーリーマジョリティの間に溝があるのです。これをキャズムと呼びます。この溝を超えると一気に普及するのです。ですから、クリニックもこんな市場原理を知って対処するといいでしょう。ともかく最初の1年間はキャズムを超えることを目指すのです。儲けを優先するとこのキャズムは超えられません。ファンとなる患者さんを増やす努力をすべきです。ファンが増えると、ファン達が宣伝してくれるので、アーリーマジョリティが増加し、すると複数の人が勧めるようになるのでレイトマジョリティが増えるのです。

ＬＴＶを考慮して、キャズムを理解して、ともかく顧客獲得に専念しましょう。そんな開業時の宣伝のひとつが保険適用漢方エキス剤です。患者さんが希望すればどんどん処方することです。まったく難しいことではありません。「フローチャート漢方薬」を利用して、希望する患者さんに処方すればいいのです。また患者さんが漢方薬を指定して希望する時には、それを出してあげればいいのです。自分が出さない漢方薬であれば、もしそれが効いたら、その事実が自分の勉強になります。また効かない時には、「フローチャート漢方薬」を利用して「今度は私がよいと思う漢方を飲んで下さいね」と言えばいいのです。「フローチャート漢方薬」は勉強してから出そうというスタンスではありません。処方しながら患者さんと一緒に勉強するのです。そんな姿勢は絶対にファンを増やしますよ。そしてなんでも診てくれる、相談にのってくれる先生という評判は大切なものです。そんな芸当もモダン・カンポウを手にすれば可能です。

さて、ＡＩＤＭＡはローランド・ホールが提唱した消費行動仮説です。物を買うときの行動です。AはAttention（注意）、IはInterest（興味）、DはDesire（欲求）、MはMemory（記憶）、そしてAはAction（行動）です。確かに自分が何かを欲しいときにはAIDMAのように行動していますよね。医療の広告はなかなか規制があって簡単ではありません。しかしできる範囲で精一杯行いましょう。そして興味を持ってもらわないと話になりません。何かあればあそこに行きたいなと思ってもらって、そしてそれが記憶に残ることが必要です。そして何かあると実際に来てくれるのです。

ビジネスモデルとマネタイズ

ビジネスモデルとはどうやってお金を儲けるかという作戦の話です。マネタイズとは収益化のことでどこからお金を得るかということです。特に無料のサービスから収益を上げる方法に特化して使うこともあります。

物販ではモノを売って、その場でお金をもらうというのが当たり前の構図です。実はビジネスモデルやマネタイズを考える上では、いつ、どうやって、誰からお金をもらうかが大切です。保険医療では、外来診察では当日に負担割合に応じた額を患者さんからもらい、そして残りの7割から10割を後日、社会保障費からもらうという形です。

GAFAという言葉をご存知ですか。Google, Apple, Facebook, Amazonです。これにMicrosoftとNetflixを加えてGAFAMNなどとも呼ばれます。現在の勝ち組企業ですね。彼らの収益構造はモノを売って、その場でお金をもらうというものからはかけ離れています。

GoogleやFacebookは無料で使える環境（プラットフォーム）を提供してそして企業からの広告で莫大な収益を上げています。Appleは製造から販売までを一貫して行っているように思われますが、アプリの手数料やiTuneからの収入も膨大です。Amazonは本の通販から始まった企業ですが、取扱い商品はほぼすべての領域にわたるというくらいにまで手を広げています。また、マーケットプレイスを展開して買い手と売り手をつなぐ仲介ビジネスも行っています。Microsoftはソフトウエア販売の巧みな戦略で莫大な利益を出しました。NetflixはＤＶＤのレンタル会社から始まりましたが、現在は動画配信サービスで世界制覇を目論んでいます。ここでは詳細は述べませんが、いつ、どうやって、誰からお金をもらうかがキーなのです。

そして最近、参考になるので紹介したいのはUberとAirbnbです。彼らのビジネスモデルはシェアリングエコノミーです。Uberは悪く言えば白タクを企業化したものです。便利に安く車に乗せてもらいたい人と、自分の車に人を乗せてお金を稼ぎたい人をつないでいます。Airbnbは安く泊まりたい人と、空いている家や部屋を貸したい人をつないでいます。ともにつなぐこと、つまりマッチングビジネスです。つまりUberはタクシー会社のようですが自社で車を保有していません。Airbnbはホテル業に似ていますが自社で宿泊施設を保有していません。そんな企業が瞬く間に成長しました。持たざるものが情報をマッチングさせることで膨大な利益を得ているのです。つまり情報で勝負しているのです。

お金の稼ぎ方は、まずモノやサービスを売るというレベル、つぎに不動産で稼ぐレベル、そして情報で稼ぐやり方があります。GAFAMNは情報で稼いでいるのです。ですから現代中国の記載で取り上げたテンセント、アリババ、平安保険も情報で稼ぐことが実は軸足なのです。

無料なもので顧客を集めて、他の手段で収益化するということも大切です。漢方薬を処方するだけでは黒字化することは相当に困難です。漢方薬の処方だけでは必要最低限の保険請求しかできません。漢方薬を顧客集めの手段、キャズムを埋める手段、そしてLTVを高める手段として利用することが西洋医にとっては最良のビジネスモデルと思えます。

これから人工知能が医療の分野に登場する日も近づいています。世界のビジネスを取り巻く環境も5年後は激変する可能性があります。ひとつの職を手にして、一人前になると定年までその職で生きていける時代は終わったと思っています。医師国家試験に合格すれば、平均的な年収以上を誰でも稼げる時代はそろそろ終わりに近いと思っています。いろいろなアンテナを用意して、迅速に対応することが必要な世の中です。漢方だけに膨大に時間をかけるよりも、漢方薬はモダン・カンポウで対応して、残りの時間はその他のアイディアに回した方が得策と思っています。大して差がないのであれば簡単なものを選ぶことが、道具として漢方薬を使用するときの大切な立ち位置と思っています。モダン・カンポウで治らないときは、煎じ薬を使える医師に依頼すればいいのです。

本書が皆様のお役に立つことを願っています。今日は月の沙漠の舞台ともいわれる敦煌の鳴沙山に行ってきました。砂漠の山に登って日没を拝んできました。遙か昔のシルクロードです。明日はシルクロードの終点である長安、現在の名前では西安に行って秦の始皇帝の兵馬俑を見学しようと思っています。仕事と余暇が融合し日々楽しく過ごしています。メディカルプラットフォーム屋として医療だけでは解決できないことと起業家の斬新なアイディアをつなぐことをこれからやっていきたいのです。モダン・カンポウは次の若い世代がますます繁栄させてくれると信じています。

大人気の秘密

坂﨑弘美

はじめに

医師は、人の命にかかわる聖職だから、儲かるかどうかなんてもってのほかとお叱りを受けるかもしれません。しかし、医師であっても生活があり、家族を養い、スタッフにお給料を支払う必要があります。開業医が赤字経営だと、逆にそればかりが気にかかり、良い医療が提供できなくなるかもしれません。十分に余裕があると、逆にお金のことは気にせず、自分の信じる診療が提供できます。ほかにも自費治療、例えば小児科では任意の予防接種などの費用をできるだけ、安く設定することが可能です。さらに、患者さんにとって有益な医療機器も、あまり悩むことなく購入できます。開業医としてちゃんとした経営をするということは、患者さんに良い医療を提供するのと同じぐらいとても大切なことだと思います。しかし黒字経営であっても、仕事が楽しくなければストレスばかりがたまってしまいます。医師は心も身体も元気であることが必要です。私の場合は、開院当初からたくさんの患者さんに来院して頂き、嬉しい悲鳴でした。しかし、それも長く続くと、ただ診療をこなすようになってしまい、とうとう身体を壊してしまったのです。そんなときに出会ったのが漢方薬です。東洋医学の心身一如という言葉にふれて、お子さんを診るということの本当の意味を実感しました。養生の大切さも知りました。さらに、漢方薬を使うと診療の幅も広がり、毎日の外来がとても楽しいのです。しかも多くの患者さん、保護者の方から感謝されています。今では、楽しく外来診療し、おかげさまで経営も良好です。漢方薬との出会いが私の開業医生活を大きく変えてくれました。

開業のきっかけ

開業の理由は、地域の皆様のお役にたちたいからとか、独自の診療スタイルを実現したいからとか人それぞれです。私の場合は、大きな理由もなく最初はただ何となくでした。勤務医は年月がたつと、自然と医長、部長に昇格できます。ちょうど私も部長になりましたが、実感がわかず、役職があるので、病院の中のたくさんの委員会に所属する必要がありました。その会議が実はめちゃくちゃ面倒くさいのです。病院のメインは内科や外科なので、小児科の私には発言権はありませんし、あまり意見もありませんでした。色々な会議に参加するのも仕方ないなあと思っていた時に、同じ病院で勤務していた先生が開業することになりました。その先生に、「いつまで、ここにいるの。先生、開業医向きやで。ぼくが開業するビルの2F空いてるけど」と声をかけられたのです。それが一番はじめに、私も開業しようかなあと思ったきっかけです（結局そこの2Fは貸してもらえなかったのですが）。

開業する場所

開業する場合、場所を選ぶのに一番時間をかけるとよく言われます。私は、信頼できる先生からコンサルタントの人を紹介して頂き、その方が見つけてくれた場所に決定しました。当院は3Fなのですが、最初は1Fのほうがいいかも、ほんとにここでいいのかなあと少しだけ迷いました。ただ、前の道路が広く見晴らしがよい、車で来た時に看板が目立ちそう、もしかして、後から目の前に駅ができるかもしれないという噂もあり、まあいいかと決めてしまったのです。実際3年後に目の前に阪神九条駅ができました。もう少し探せば、1Fのもっといい場所が見つかったかもしれません。しかし、そのころ開業したいという思いはだんだん強くなっていて、ほかは見ずその場所にしたのです。今となっては、ここでほんとによかったと思っています。くよくよ悩まずに「短期間で決断する」というのも開業医にとって、とても大切なことです。

開業資金

実は、小児科では他科のような高価な機器は必要ありません。診療には聴診器1本あれば十分と言われています。私が購入した高額なものは電子カルテと自動血球計数ＣＲＰ測定装置です。テナント開業なので、土地を購入する必要もありません。結局開業資金は、それほど必要なく、銀行からの借入金も2年ほどで返済できました。さらに、最初から「万が一、開業に失敗してもやめたらいいわ。もし私がだめになっても主人に養ってもらえる」と考えていました。すみません、こんな軽い気持ちで開業できるのは、養ってくれるだんなさまがいる特権ですね。

そうでなくても医師免許があれば、もし開業でだめになってもまた勤務医に戻ればよいだけです。借金大丈夫かなあ、患者さん来るかなあと悲壮な気持ちで開業しても楽しくなんてないはずです。

負けてもらう

クリニックの工事料金、医療機器などを購入するときは見積もりに必ず値引き○○円と記載されています。そんなものだと、いつもそのままお支払いしていました。もちろんクリニックで使用するワクチンや薬剤なども言い値で購入していました。あるとき知り合いの先生から、「そんなん負けてもらわな。言い値で買うなんて信じられない」「購入するときは、何社かに見積もりを出してもらって競合してもらうべき」など、アドバイスを受けました。ほんとにそんなことができるのかと思ったのですが、言ってみるものですね、もっともっと値引きしてもらえました。特にワクチンなどは、何社か競合してもらうと、会社によって値引き率は全く違いました。取引関係などで、会社によって値引きしやすいものが違うようです。他にも、セコムの契約料金、保守の料金などすべてこちらからお願いするとさらに負けてもらえました。ちなみに損害保険、生命保険関係は、割引は絶対できないようです。

保険請求にも興味をもって

会計やレセプトは事務スタッフに丸投げという先生もいらっしゃいます。それでもよいかもしれませんが、やはり経営者として、知っておくことも大切です。開業医というのは、医療と経営さらに事務作業まで一手に引き受けることだと思います。開業する前に勤務していた病院で、毎月代表者会議があって、各科の売り上げが公表されていました。その時、前月より下がっていると言われるのが嫌で、色々医療事務について勉強しました。そのかいあって、保険点数に興味を持つことができたのです。クリニックでは電子カルテなので、やろうと思えば一人で受付から会計までこなすことが可能です。現在、月1回のレセプトのときは、必ずすべて私もチェックしています。返戻されないように症状詳記も詳しく書いています。大変な作業と思われがちですが、毎日少しずつコツコツ、チェックしているので、それほど負担ではありません。経営とか保険請求とかが面倒くさいので、開業したくないと言う先生もたくさんいらっしゃいます。「電子カルテもあるし簡単だよ、そんなんで開業を渋るのは勿体ない」と声を大にして言いたいです。

面倒なのはお金の管理

当然ですが、クリニックでは現金も扱います。定期的に銀行で入金したり、両替も必要になってきます。銀行に行くというのが私の中で一番嫌いなお仕事です。最初は自分で行っていましたが、今は、スタッフに任せています。こんなとき信頼できるスタッフがいるのは、とても心強いのです。振り込みは、インターネットバンキングで何とかなりますし、それも一部はスタッフがやってくれています。私の苦手分野をカバーしてくれる優秀なスタッフ育成もクリニック経営にとって、とても大切なことです。

法人化のすすめ

開業して、2年目ぐらいのときに税理士さんから法人化を勧められました。その時思ったのは「面倒くさい」です。法人化すると、開業医を辞めたいと思っても辞めにくいし、手続きとか大変そうだったので、個人経営のままにしていました。すると、他の先生方から「何で法人化しないの？　税金大変でしょ」と言われるようになりました。それで、もう一度税理士さんに、個人と法人でどれぐらい税金が違うのかをお聞きしたところ、改めてその差額にびっくりしたのです。すべての手続きを税理士さんにお願いできるとのことで、3年前（開業して11年）法人化を決心しました。私がしたのは法人の印鑑を作って、あと書類に色々署名しただけです。銀行の手続きなどもすべて税理士さんにお願いし、ひとつも面倒なことはありませんでした。そして、やっぱり支払う税金は格段に減ったのです。もっと早く法人にしておけばよかったとつくづく思いました。私は、お給料をもらう立場になりましたが、個人のときとお仕事内容はほとんど変わりません。

ただ忙しすぎる日々

私が開業した地域はあまり小児科がなかったため、当初からたくさんの方が来院して下さいました。ほんとに嬉しくて毎日が一生懸命です。ただ、やはり人には限界があります。最近では、1日○○人までと制限を設定しているクリニックもありますが、そんなことは私にはできませんでした。患者さんに満足してもらいたいと必死だったのですが、やはり疲れもあったようです。さらに、そのころ趣味のダンスにも夢中になっていました。なんとか定時に診察を終了させて、週に4回のダンスレッスンに通っていたのです。ダンスを休むこともできたのですが、いつしか義務のようになっていました。しかし、そんなことは長続きしません。とうとう身体を壊してしまったのです。腰痛がひどくなり、それでも踊り続けていたら、とうとうしびれまでできて歩くのも辛い状態でした。ダンスどころでなくなり、診療中もとても辛かったのを覚えています。もしこのまま診療できなくなり、クリニックを休業することになったらどうしようとそればかり考えていました。何としても治したいとあれこれ通院したり、リハビリもしましたが、なかなか治りません。今思えば、ちょっと休んで考えなさいということだったのではないかと思います。ただ、ダンスレッスンに行かなくなったので、土日がとても暇になってしまいました。

漢方との出会い

そんなとき、小児科漢方講演会に参加したのです。それまで漢方には興味もなく、私とは全く無縁のものと思っていました。もし腰を痛めていなかったら、土日はダンスで忙しかったので、参加しなかったと思います。講演会では演者の先生が、難しい漢方用語を使わずにわかりやすく説明して下さいました。治療法がない夜泣きや虚弱体質に有効な漢方薬があること、かぜやインフルエンザにも漢方薬の出番がたくさんあることを知りました。さらに、心身一如という概念にも感銘を受けました。開業して4年、これをぜひ診療に取り入れたいと強く思ったのです。

漢方にはまる

まず患者さんに処方する前に、ちゃんと勉強しなくてはと考え、あちこちの講演会に参加し、たくさんの本も読みました。勉強すればするほど本当に難しいし、知識ばかり増えると考えすぎて処方できないのです。ある難しい勉強会にも参加していました。中医学の先生もいらっしゃったので、聞いたことがない言葉もたくさんあり、その都度、自分で調べて色々ととても勉強になりました。そこでは、同じ症例でも、先生方によって処方が違うのです。そうなんだ、偉い先生方の中でも正解は一つではないのだと逆に少し安心したのを覚えています。もう一つ感じたことは、何でも漢方薬で治そうとされていることでした。嘔気嘔吐がひどい症例に、漢方薬の内服で軽快したとのことで、私だったらすぐ点滴しそうな症例です。何としてでも漢方薬だけでというのも凄いと思いましたが、やはり患者さんがもっと早く良くなる方法があれば、西洋薬を優先してもよいのにと感じました。そんなとき、新見先生のモダン・カンポウという概念を知りました。実際の臨床で使うのにはモダン・カンポウが便利です。一生懸命処方を考えていたら時間がかかり、結局患者さんを待たせてしまいます。そして、結果何を出したらよいか決められずに処方できないこともあります。モダン・カンポウのフローチャート形式で簡単に処方していても有効で、患者さんにとても喜ばれました。さらに有効な処方については、なんで効いたのか後で一生懸命勉強するようにしていました。たくさんの患者さんが来院され、スピードが大切な小児科にはこれが一番だと思います。

私に漢方

開業医は身体が資本です。診療する側は、身体はもちろん心の元気も必要です。医師がよれよれに疲れていたら、そこには患者さんは集まりません。患者さんは、医師からパワーをもらって元気になりたいのです。エネルギーをみなぎらせて背筋がピンと伸びている、そんな先生のところに私も受診したいと思います。ただ、開業医も人間なので、疲れることもあります。ストレスを感じて悩むこともあるし、睡眠不足の日もあるはずです。そんなとき、漢方薬がとても役にたちます。漢方薬があれば、弱ったところを人にみせず、いつも元気な自分でいられるのです。漢方薬を勉強して、自分が水毒体質ということを知りました。以前から、めまい、たちくらみ、ひどい乗り物酔いがあり、漢方的所見では歯痕舌に臍上悸です。胃もたれしやすいし、すぐにお腹をこわします。今の私を見て、「うっそ〜」と言われるのですが、実はどちらかというと虚証気味です。10年間、ずっと飲んでいるのは水毒の女性の味方、当帰芍薬《とうきしゃくやく》散《さん》㉓です。劇的にということはないのですが、飲んでないとなんだか調子が悪くなります。さらに、ふらふらするときは、五苓散《ごれいさん》⑰や苓桂朮甘湯《りょうけいじゅつかんとう》㊴を追加、お腹をこわしたときは真武湯《しんぶとう》㉚です。結局、これがよかったのか更年期障害とも無縁でした。普段の診療でも、なんだかやる気がでない、疲れたときは補中益気湯《ほちゅうえっきとう》㊶を飲むと最後まで元気に診療ができます。さらに、風邪をひきかけたときも漢方薬の出番です。小児科は、いつも風邪の流行の最先端にいます。

ぞくっとしたときは葛根湯《かっこんとう》①、のどが痛くなりそうなときは桔梗湯《ききょうとう》⑬⑧です。かぜをひきそうなときに早めに内服するとすっきりします。流行期には、インフルエンザの患者さんを1日で何十人も診療します。そんなときは補中益気湯《ほちゅうえっきとう》㊶を飲んで予防しています。おかげで、開業して14年、自分が病気をして休んだことは1日もありません。インフルエンザにも罹っていません。漢方薬のおかげで、私は毎日元気に診療できています。医師がいつも元気であること、これが儲かるための一番の秘訣ではないでしょうか。

スタッフにも漢方

クリニックがうまくいくためには、元気で優秀なスタッフの育成も大切です。スタッフのことで悩む先生方はたくさんいらっしゃいます。スタッフの心と身体の健康も不可欠です。女性ばかりなので生理のトラブル、更年期の問題などもありますが、これにも漢方薬が大活躍しています。スタッフも漢方薬を飲んで、生き生きと元気で、そして皆、実年齢より若く見えます。

スタッフに、若いママ達の頼れる先輩になってもらいたいのです。また、風邪をひいて休まれると人員不足で診療しないといけません。風邪をひかないように、またひいてもすぐ治ってもらうのにも漢方薬が活躍します。仕事しながら、鼻をずるずるとすすっていたら、「これ飲み」と小青竜湯《しょうせいりゅうとう》⑲、これだけではダメなケースは、小青竜湯《しょうせいりゅうとう》⑲＋葛根湯加川芎辛夷《かっこんとうかせんきゅうしんい》②の合方です。心が繊細ですぐに涙がでてしまう、どきどきしてしまう場合には甘麦大棗湯《かんばくたいそうとう》⑫も有効です。お肌のトラブルには、桂枝茯苓丸加薏苡仁《けいしぶくりょうがんかよくいにん》⑫⑤、更年期障害には加味逍遙散《かみしょうようさん》㉔、風邪がこじれて咳が長引くタイプには柴陥湯《さいかんとう》⑦③です。あるスタッフは、「漢方薬って何でもあるんですね、すごい」と感動してました。さらに、スタッフに色々漢方薬を処方すると、目の前で経過がわかるので、とても勉強になります。

スピードが命

小児科外来は風邪が流行するとたくさんの患者さんが来院されます。1日200人というこ

JCOPY 88002-590

ともあるのですが、そんなときは、漢方的診察をして、じっくり考えるなんて絶対やってられません。漢方初心者のころは、忙しいときは漢方薬を封印しなくてはなりませんでした。しかしフローチャート式なら大丈夫です。お子さんの場合、風邪の急性期、汗をかいていないときは麻黄湯《まおうとう》㉗、汗をかいていたら、桂麻各半湯《けいまかくはんとう》（桂枝湯《けいしとう》㊺＋麻黄湯《まおうとう》㉗）、すでに2～3日経過していたら、柴胡桂枝湯《さいこけいしとう》⑩です。解熱して風邪の症状は良くなっているのに、いつまでも元気がない、食欲がないときには補中益気湯《ほちゅうえっきとう》㊶を処方しています。さすがに大人の方の場合は脈や舌をみる必要がありますが、それほど時間はかかりません。漢方薬があふれるように処方できるのです。ただ、小児科で問題になるのは、お子さんが飲んでくれるかどうかです。

漢方薬の飲ませ方の大切さ

お子さんに対する漢方治療は飲めるかどうかにかかっているといっても過言ではありません。もし、漢方薬が飲みやすかったら、もっと気軽に処方できるのに、といつも思ってしまいます。お子さんに飲んでもらうために、丁寧な服薬指導が必要になり、それにとても時間がかかります。しかし、それで飲むことができて漢方薬の有効性を実感できたら、次からは時間はかかりません。もし、飲むのに失敗したら、もう一度色々お話しを聞いて服薬指導する必要があります。一生懸命説明していると、あるお母さんに「先生もスタッフの方も熱心に説明して下さったので、これは大切な薬だと思ったので、飲ませることができました」と言って頂きました。服薬指導をしていると、お子さんがどんな味が好きか、どんなものを食べているかなど、お母さんとたくさんお話をするので、コミュニケーションが広がります。またこんな風に工夫したら飲めましたと逆に教えてくれる場合もあります。「先生、漢方飲めました。漢方効きました!」と言ってもらえるのが一番嬉しく思います。

繁盛耳鼻科の先生

私が2番目に拝聴した漢方の講演会で、ある耳鼻咽喉科の先生に出会ったのです。面白くてわかりやすく、クリニックにおしかけ見学もさせてもらいました。さらに千福先生のところの見学も勧めて下さったのです。別の耳鼻科の先生が、「耳鼻科は保険点数が低いから毎日来院してもらって鼻吸引や吸入をするなど、来院回数で稼がないといけない」とお話されていました。たしかに多くのお子さんが、耳鼻科に毎日通院しています。しかし、彼は「漢方薬で体質改善して治ってしまったら、患者さんが来院しなくなる、また、患者さんも漢方薬のことを勉強して体調に合わせて漢方薬を飲めるようになる」とお話されていました。そうすると、クリニックに来院される患者さんは減ってしまうのではと思うのですが、彼のところはいつも患者さんがあふれています。漢方薬を使って、根本から治してくれるという口コミで新しい患者さんがどんどん増えるそうです。耳鼻科領域でも、西洋薬だけではなかなか治らず、困っている方が多いのですね。

どこも悪くない

お子さんでも、腹痛、頭痛などの症状がなかなか治らない場合があります。さすがにご両親も心配されて総合病院で詳しい検査をされますが、結局どこも異常がないので、経過をみましょうと言われます。異常がないことはよいことなのですが、お子さんたちは不調を訴えているのです。すると心配になって、また別の病院を受診され、そこでも色々精査されます。こんなとき、漢方薬のことを知っていたら、たくさんの治療の選択肢があります。さらに総合病院で何も異常がないと診断されていたら、より安心して漢方薬が処方できます。ここで、とても感謝された症例を紹介します。

症例：5歳、男児

3歳ごろより、週に1~2回ひどい頭痛が出現し、総合病院を何軒か受診したものの、精査しても特に異常はありません。頭痛は、疲れたときや行事の前後におこることが多く、そのたびに泣きじゃくって夕食も食べずに朝まで寝てしまい、朝起きるとぐったりしているそうです。鎮痛剤も全く無効とのことで当院を受診されました。体格は普通で、普段は食欲もあるそうですが、非常に緊張が強く、手汗を認めました。そこで、柴胡桂枝湯《さいこけいしとう》⑩を処方したところ、ひどい頭痛発作は起こらなくなったのです。最初は毎日内服していましたが、途中から緊張しそうなとき、疲れたときだけ飲むことにして大変調子がよいとのことです。あれほど緊張してがちがちになっていたお子さんが、ニコニコして「これを飲めば、痛くなれへんねん」と言ってくれました。お母さんには、「この2年間は何だったんだろう、もっと早くここに来ればよかった」と大変感謝されました。「お母さんが、総合病院に連れて行ってくれて、どこも異常がないと診断されていたから、私は安心して漢方薬を処方できたのよ。お母さんの苦労は決して無駄ではないよ」とお話しました。お母さんのご苦労、心配、お子さんへの愛情を心から感じたのでこういう言葉をかけることができたのです。もし漢方薬を知らなかったら、私も「仕方ないね。いずれよくなるから様子をみましょう」としか言えなかったかもしれません。

風邪には漢方薬が一番

小児科外来で、一番多いのは風邪などのウイルス感染症です。西洋医学的には対症療法のみで有効なお薬はありません。もちろん抗菌薬は無効で、使うべきではありません。しかし、念のため抗菌薬を出しておきましょうと処方されるクリニックもまだあります。それは、よくないのですが、患者さんにとってせっかく来院したのに、薬なしでは不安になる方もいらっしゃいます。漢方薬はウイルス感染に対して個人の免疫力、治癒力を増強してくれます。「風邪には有効な薬はありません。お家でゆっくりしてください」と言うのも正解ですが、漢方薬のことを知っていると「風邪には漢方薬が有効で、早く治るよ。ちょっとまずいけど飲めるかな？」と話を切り出すことができるのです。

体質改善

当然のことながら、西洋薬には体質改善の薬はありません。「この子しょっちゅう風邪をひいて、偏食で心配です」と悩まれているママもたくさんいます。そんなときが漢方薬の出番で、小児科では小建中湯《しょうけんちゅうとう》⑨⑨が大活躍します。「お腹を温めて胃腸機能を丈夫にし、身体も心も元気にする薬です」と説明しています。さらに、膠飴《こうい》が含まれているので、甘くお子さんでも飲みやすいのです。漢方薬は苦手と思われている小児科の先生方も、小建中湯《しょうけんちゅうとう》⑨⑨だけでも処方して頂けたらと思います。

気になった患者さんが来院されないとき

漢方薬を処方したけれど、それ以来、来院されないこともあります。よくなったのか、また飲めなかったのか、症状が悪くなって、他のクリニックに行ったのかなど色々気になります。

そんなときは、電話連絡するようにしています。西洋薬処方のときも、どうなったか気になるときは同様です。初めは嫌がられないか心配したのですが、大抵「先生わざわざ電話して下さってありがとうございます」と感謝して頂けます。気になったときは、連絡するのが一番です。

受験生の風邪予防にも漢方薬

受験当日を最高のコンディションで迎えさせてあげたいというのはご両親の切なる願いです。そんな訴えにも漢方薬には様々な処方があるのです。特に高校や大学受験では寝不足で風邪を引きやすい条件がそろっていて、補《ほ》中《ちゅう》益《えっ》気《き》湯《とう》㊶をお勧めしています。すると、塾や学校で、本人やお母さん方の口コミで来院される方も増えます。もちろん100%ではないことをお話しするのですが、結果うまくいくことが多いのです。さらに、本人とママの手を握って「いっぱい頑張っているから大丈夫！」と、激励することも忘れません。

ちょっとした症状こそ漢方薬

夜泣きや便秘、虫刺されなどのちょっとした症状にも漢方薬は有効です。特に夜泣きで困っているお母さんたちがたくさんいます。昼間も仕事して、夜泣きに付き合うのは本当に大変です。漢方薬を知らないときは「いずれ治るから様子をみましょう」と言っていましたが、よくそんなことを言えたなあと思います。今では「大丈夫、夜泣きに効く漢方薬はたくさんあるから、きっとよくなる」とお話することができます。特に甘麦大棗湯《かんばくたいそうとう》⑫は、甘くて飲みやすく、しくしく泣く場合、不安がありそうなタイプに有効です。ぎゃあぎゃあ泣いて暴れて診察できないタイプには抑肝散《よくかんさん》㊵です。夜泣きではなけれど、怖い夢をみて眠れないお子さんにも甘麦大棗湯《かんばくたいそうとう》⑫を試してみて下さい。また、虫刺されでパンパンに腫れている場合には越婢加朮湯《えっぴかじゅつとう》㉘が有効です。西洋薬でなかなか治らない便秘にも漢方薬の出番があります。ほかには、熱中症予防にも五苓散《ごれいさん》⑰、白虎加人参湯《びゃっこかにんじんとう》㉞、清暑益気湯《せいしょえっきとう》136など色々な薬があります。そういう西洋医学では病気ではないような症状に漢方薬がよく効きます。あのクリニックにいけば、ちょっとした症状も診てくれる、そう思って頂けるのが大切だと思います。

専門外にも漢方薬

漢方薬を使うようになって、それまで他科に紹介していた専門外の疾患も診ることができるようになりました。赤ちゃんの肛門周囲膿瘍には、排膿散乃湯《はいのうさんきゅうとう》(122)や十全大補湯《じゅうぜんたいほとう》㊽がよく効きます。ひどい打撲では治打撲一方《ぢだぼくいっぽう》(89)や桂枝茯苓丸《けいしぶくりょうがん》㉕、鼻涙管閉塞には、小柴胡湯《しょうさいことう》⑨＋香蘇散《こうそさん》(70)など、色々あります。小さいお子さんを連れて、何か所も受診はするのは大変なので、1か所で解決してあげたいと考えています。どこにいったらよいかわからないときは、坂崎先生のところにいったら何とかしてくれる、そう言われるのにも漢方薬がとても役に立ちます。

口コミ

漢方薬が効くと西洋薬が効いたときよりなぜかとても嬉しいのです。これは、経験したものでないとわかりません。そして、患者さんからもとても感謝されます。また、口コミで色々な方に漢方薬のよさを広めてくれます。まだまだ、小児科で漢方薬を処方してくれるクリニックは少なく、遠方のほうからも患者さんが来院してくれるようになりました。

ママにも漢方薬

ママはとっても大変です。育児家事には休みがなく、お仕事もされている方も多く、休む暇はありません。ホルモンバランスを崩して、色々な不定愁訴に悩まれ、よく相談されます。漢方薬を知らないときは、内科や婦人科への受診をお勧めしていました。しかし、今では「漢方薬飲んでみませんか」と言うことができます。ストレス、疲れによる自律神経の乱れ、ホルモンバランスの乱れによる症状は、漢方薬の得意分野です。ママにこそ漢方薬だと思います。また、妊婦さんや授乳されている場合は、内科に行くと、「産婦人科に行ってください」「薬を処方するので、いっさい母乳をやめて下さい」と言われていることもあります。こんなときも漢方薬の出番です。ママ達が元気にお子さんを育てるために漢方薬はとても役立っているのです。

補《ほ》中《ちゅうえっ》益《き》気湯《とう》㊶

漢方界のユンケルともいわれ、だるい、疲れやすいをキーワードに大人の方に処方する機会がたくさんあります。皆さん、ほんとにお疲れのようです。飲み続けなくても、だるいとき、また絶対に休めないここぞをいうときに飲むと元気で最後まで頑張れます。初診料は282点＋処方箋料68点で患者さん負担は1050円、再診のときは570円です。保険病名は全身倦怠感で大丈夫です。院外処方の場合は補《ほ》中《ちゅうえっ》益気《き》湯《とう》㊶を1日3包14日分で、薬局で約1300円かかります。もちろん、再診のときも色々お悩みを聞いていますが、一切指導料はありません。それでもママが元気になればお子さんも元気になれるのです。そして、元気になったママがまたママ友を紹介してくれています。ママ友の口コミは来院のきっかけで一番多いかもしれません。

漢方薬はレセプト病名が必要

漢方薬を処方する際、必ず適応病名を付けることが必要になります。例えば小建中湯《しょうけんちゅうとう》⑨⑨はお子さんの便秘によく処方するのですが、便秘ではレセプトは通りません。そんなときは虚弱、慢性胃腸炎などの病名をつける必要があります。また、甘麦大棗湯《かんばくたいそうとう》⑦②はお子さんの夜泣きにとても有効ですが、メーカーによっては、適応病名が夜泣きとひきつけしかない場合もあります。しかし、大人の方でも不安が強くすぐに涙がでてしまうような女性に有効です。さすがにひきつけはありえないので、いつも夜泣きという病名をつけています。それで大丈夫で、今のところ返戻などされていません。漢方薬の適応病名、もうすこし色々あったらいいなあといつも思います。うちの電子カルテの場合、処方薬をクリニックすると適応病名がでてくるので、その中から一番近いものを選ぶようにしています。

望聞問切

これは東洋医学特有の診察方法です。望は視診、聞は声や匂い、問は問診でお話を聞く、切は触診で患者さんを触ることです。時間があるときは、順序だってできますが忙しいときはなかなか難しいです。そんなとき一番大切にしているのは望診で、慣れてくると見た感じで何となく漢方薬の処方が浮かびます。問診は、問診票に書いてもらっているので、一読できます。もちろんお子さんの診察には、もしもし、お口アーン、おなかポンポンまで必要ですが、大人の診察の場合は、なかなかお腹まで診る時間はありません。しかし、どんなに忙しくても、舌と脈は診るようにしています。私は脈診については決して詳しくないので、難しいことはわかりません。ただ、脈が浮いているか沈んでいるか、手が冷たいかどうかを確認しています。これだけで色々ヒントになるのです。患者さんをしっかり見つめて、そして心をこめて手を触ると、患者さんの緊張がとれるのがわかります。あと手が冷たいときは、「冷たいねぇ～」とさすってあげることも大切です。

ブログでの発信

開業して2年目、２００６年１２月にブログを始めました。現在でも、少なくても週に2回は更新しています。自分の好き勝手にいろんなことを書いているのですが、たくさんの方にアクセスして頂いて嬉しい限りです。よく、私のブログを見ると元気がでると言われます。ママ達に人気なのは、感染症情報で、今どんな病気が流行しているか、とても気になるようです。もうひとつ人気なのが漢方関連ブログです。それを見て、うちのクリニックに受診して下さる方もいます。あるママは「子どもは元気なのですが、私が漢方薬を処方してもらいたくて、私だけが受診してもいいでしょうか？」と受付に電話で問い合わせてくれました。ある時、「やっとこの子が病気したので、来れました！　私がずっと来たかったのです！」と言われました。ほんとに漢方薬の需要はとても多いのです。このストレス社会、それだけ漢方薬を必要とする不定愁訴が増えてきたのかもしれません。私のブログを見て、漢方薬に興味を持ってくださった小児科の先生方もいらっしゃいます。ブログも時々、書くことがなくなることもあるのですが、そんな時は漢方薬のことをアップしています。漢方薬情報はほんとにたくさんあるので困りません。間違ったことを書かないように、色々調べ直すので、自分自身もとても勉強になります。

どこに行ったら?

「先生がブログで書いてはった漢方薬を処方してほしいのですが、どこに行ったらよいのでしょうか?」これもよく聞かれます。内科にいったら「漢方薬なんか、処方できない」と怒られたとのことです。日常診療において漢方薬を使っている医院は増えてきているそうです。しかし、実際はどこでも漢方薬という感じではありません。私でもある程度、大人でも処方できます。内科の先生方も少し勉強するだけでいいのになあと残念に思います。ママ達は忙しく、お子さんを連れて遠くまで受診できません。近くても小さいお子さん達を連れての受診は大変です。私でよければとお話するととても喜ばれます。お子さんが大抵小学校に上がるぐらいまではよく病気するので、ママとは少なくとも数年のお付き合いです。その都度、ママといろんな話をして一緒に喜んだり、悲しんだり、きっと初めて受診する内科の先生より私の方が親しみやすいのかもしれません。

決断

開業医は、医療機器のこと、スタッフのことなど、さまざまな場面で決断を迫られます。私は長く悩まず、できるだけ即決しています。引き延ばしていたら、忙しい日常のなかで忘れてしまうのです。そして、漢方薬治療の答えがひとつではないことが多く、どれにしようと迷うことがとても多いのです。「悩んだときは腹診をして、決める」という先生もいらっしゃるのですが、未熟な私は、腹診するとさらに迷ってしまいます。結局、一番先に頭に浮かんだ漢方薬、患者さんをみてファーストインプレッションで思いついた漢方薬を処方していることが多いのです。もちろん、それが無効なこともありますが、いつまでも迷っていて外来時間を引き延ばしても、私レベルではよい処方が思いつきません。

時間管理

私の外来は、あまり延長せず診療時間内に終わることがほとんどです。長々と延長していては、待っている患者さんも大変で、スタッフもイライラしてしまいます。患者さんのためにもスタッフのためにも、時間管理はとても大切なのです。私が時間内に終わるので、患者さんも診療時間が過ぎてから来院されることはほとんどありません。時間管理をきちんとする、だらだらと外来を延長しない、これも経営者としてとても大切なことです。

少子化?

「小児科って、子どもが減っているから大変ちゃう?」とよく言われます。合計特殊出生率は2017年で1.43人です。しかし、クリニックでは、そんなことは感じません。お子さんが3人いる家庭がとても多いように思います。少子化の一番の問題は結婚しない女性が多いのが原因だと思います。また最近増えているのは、上の子が小学生とか中学生になってから下の子ができるパターンです。上の子と年の離れた子どもはまた格別なのだそうです。ほんとに、次々新しい可愛いお子さんたちが来院して下さって嬉しい限りです。

小児科医の楽しみ

お子さんは大人のミニチュアはありません。やはり、子どもは小児科医が診るのが一番だと思います。小さいときからずっと診察していると、いつもと違うことにも気づきやすく、お子さんも懐いてくれて色々なことをお話ししてくれます。高校生になって、進路について相談してくれることもあり、お母さんには言えない悩みを話してくれるときもあります。クリニックを開院して１４年ですが、今となっては小さいころ診ていたお子さんがママやパパになって、お子さんを連れてきてくれます。これは、小児科医の醍醐味ですね。

開業医も勉強が必要

開業していると1人なので、自分から努力しないと新しい知識に遅れてしまします。特にアレルギーの分野は、どんどん治療法が変わっているので、患者さんのためには、常に最新の知識が必要です。クリニックにいると取り残されるので、学会や勉強会に積極的に出かけるのも大切です。日々の診療に疲れている場合ではありません。時々、他院から来た患者さんで、古い治療を受けている方を見ます。もちろん前医のことは決して悪く言いませんが、心の中で、何でまだこんなことをしているんだろうと少し悲しくなります。西洋薬も漢方薬も両方を使いこなすためには常に勉強が必要だと思います。

漢方薬を使うと儲かる？

診療の基本は、もちろん西洋医学で、まずはそれをきちんと勉強する必要があります。最新医療について常にアンテナをはりめぐらせて敏感でないといけません。しかし、西洋医学ではどうにもならない疾患があるのも事実です。「どこも悪くないので様子をみましょう」でも間違いではありません。でもそれでは患者さんは辛い思いを我慢することになります。それを何とかできるのが漢方薬です。しかし、最初から、その人にぴったり合う漢方薬を見つけることができないかもしれません。患者さんと一緒に希望をもって、誠意をこめて漢方薬を探すのが大切なことだと思います。そうすると患者さんはついてきてくれるのです。小児科の場合は、お子さんだけでなく、その子の周りみんなを漢方薬で元気にできる可能性があります。家族皆を元気に、家族ぐるみのお付き合いが開業医の醍醐味です。漢方薬を診療に取り入れると、バラエティに富んでとても面白いのです。儲かっていても、仕事が楽しくなかったら、いつかどこかで限界がきて何年も続けることはできません。漢方薬があれば、楽しくて、患者さんにも感謝され、そして自分も元気になれます。まさに、漢方薬は開業医の必須アイテムと言っても過言ではありません。ぜひ、診療に漢方薬を取り入れて、楽しくて儲かる外来をしてみませんか。

ワンランク上のクリニック診療の秘密

千福貞博

はじめに

漢方を勉強して概念が少しわかるようになると、いよいよ実際に処方をすることになります。この第一歩までには、割と時間がかかります。英語のことわざにあるように「The first step is always the hardest」だからです。しかし、投与してみると、①よほど運がないか、②医療センスがないか、のどちらかでない限り「漢方ビギナーズ・ラック」に遭遇します。ここで、興味が増してスキル・アップを開始します。つまり、古典を読んだり、講演会に聴講に行ったり、漢方の勉強が楽しい時期です。しかし、その後、臨床効果の方は伸び悩み、いわゆるスランプに入ります。一般にスランプは、「さらなる努力をして抜け出す」のが一番だそうです。私は天才ではないため、このスランプを何度も体験してきました。その際、先人の「コツ」(口訣)や、どこからとなく聞こえる「天使の囁き」(ひらめき)が有用でした。これらが読者の日常臨床に少しでも役立ち、ひいては、それで**儲かれば**と思い、そこはかとなく書き綴ってみた次第です。

「大丈夫です。様子をみましょう！」は漢方薬を使うチャンス

患者が、まだまだ症状を訴えているにもかかわらず、西洋医学の各種検査で異常がないとき「大丈夫です。様子をみましょう！」「心配ありませんよ」と口にしていませんか。この言葉、使うと後味の悪さが残ります。医師の無力さを誤魔化した敗北宣言だからです。

ある日、この言葉を口にしかけたら天使が「漢方薬を使うチャンスだよ」と囁くようになりました。「愛の手を差し伸べるため」役立つというのではなく、このときにこそ漢方医学の本領が発揮されるからです。そして、その結果たるや「著効」となることも多いのです。「ピンチはチャンス」は日本人が作った成語だそうですが、困ったときこそ日頃の勉強の成果をみせるチャンスです。蛇足ですが、患者からしてみると「漢方医学は見捨てない医学」にもなっているわけです。

「点滴したら元気になりそう」は「人参《にんじん》」

臨床経験が増えてくると、輸液、すなわち、点滴をすることの有用性というのがわかるようになります。つまり、「この患者は点滴したら改善する」というイメージが湧くのです。しかし、「点滴してあげたいな」と思っても、①時間がない、②「痛いのが嫌」という、③静脈路を確保しにくい、④点滴するベッドがないなどの理由で不可能の場合があります。こんなときに有用なのが、生薬「人参《にんじん》」です。人参《にんじん》は補《ほ》中益気湯《ちゅうえっきとう》㊶（4g／日）、四君子湯《しくんしとう》㊷（4g／日）、六君子湯《りっくんしとう》㊸（4g／日）、清暑益気湯《せいしょえっきとう》⑬⑥（3.5g／日）に多く配合されていますが、もちろん名前通りに、人参湯《にんじんとう》㉜（3g／日）にも入っています。

人参湯《にんじんとう》㉜は、小児が「寝冷え」などの急性胃腸炎になったときが使用のチャンスです。診察室で患児は、私とお母さんの会話を**耳ダンボ**にして聞いています。わざと大きな声で言います。「お母さん、この子は点滴が我慢できるかな?」泣きそうな顔をして、首を横に振って母親に合図を送っています。そこで、助け船を出します。患児に正対して、「これから漢方薬の人参《にんじん》湯《とう》㉜というのをお湯に溶かしてみるから、飲んでみてくれるかな。もし上手に飲めたら、点滴しなくても良いよ」そして、人参湯《にんじんとう》㉜を飲ませると、「あれ？」という顔をします。「漢方薬は苦い！」と子どもながらに先入観があるのですが、あに図らんや、人参湯《にんじんとう》㉜は甘くておいしいのです。「ほほう、飲めそうやな。じゃ、点滴は止めとこか。家でもちゃんとこの薬を飲むんやで！」〈全員ニコニコ〉

（なお、小児科で漢方薬を服用させるテクニックについては、坂崎弘美先生がいろんな術を持っておられます。そちらを参考にしてください）

補中益気湯《ほちゅうえっきとう》㊶か、十全大補湯《じゅうぜんたいほとう》㊽か？

生薬「人参《にんじん》」の配合量は人参湯《にんじんとう》㉜（3g／日）よりも補中益気湯《ほちゅうえっきとう》㊶（4g／日）の方が多く、しかも、補中益気湯《ほちゅうえっきとう》㊶には「人参《にんじん》」の作用を強力にするために「黄耆《おうぎ》」が同時に配合されています。この「人参《にんじん》＋黄耆《おうぎ》」の組み合わせを含む方剤を「参耆剤《じんぎざい》」と称し、医療用エキス製剤に10種類あります。漢方の歴史からみると、参耆剤《じんぎざい》は漢方のバイブルである傷寒論・金匱要略（張仲景・著）には存在しません。当時（＝後漢の時代）、人参《にんじん》も黄耆《おうぎ》も利用できるのに「なぜ、参耆剤《じんぎざい》が存在しなかったのか？　なぜ、作らなかったのか？」この理由は難問と考えられ、漢方上級者にとって楽しい時間つぶしです。

さて、参耆剤《じんぎざい》は強力な「気虚《ききょ》」の薬剤となります。では「気虚《ききょ》」とは何でしょうか？　初心者が漢方治療のスランプに入ったとき、この漢字熟語ほど厄介なものはありません。しかし、ここが踏ん張りどころで、この壁を何とか克服して下さい。その対処の1つに寺澤捷年先生のスコアで判定する方法があります。「症例から学ぶ　和漢診療学（医学書院）」の中には、気虚《ききょ》以外にも、「血虚《けっきょ》」「水毒《すいどく》」など全部で6つの漢字熟語に基準のスコアが作られています。これを活用すれば、一気に漢字熟語が身近となるのです。つまり、「気虚《ききょ》」にあるかどうかは「気《き》虚《きょ》スコア」を算定すればわかります。

しかし、この寺澤先生の6つのスコアを毎日の臨床で算定していたら、1日の診察は終わらないでしょう。何とかこれらの漢方概念を、学生時代から学んだ西洋医学概念の組み合わせで表現できないのでしょうか？　前節で「点滴の有用性」と「人参《にんじん》」の関係を示しましたが、私のイメージで「気虚《ききょ》」とは、①低栄養、②脱水、③うつ状態、④免疫不全の4条件が、どのよ

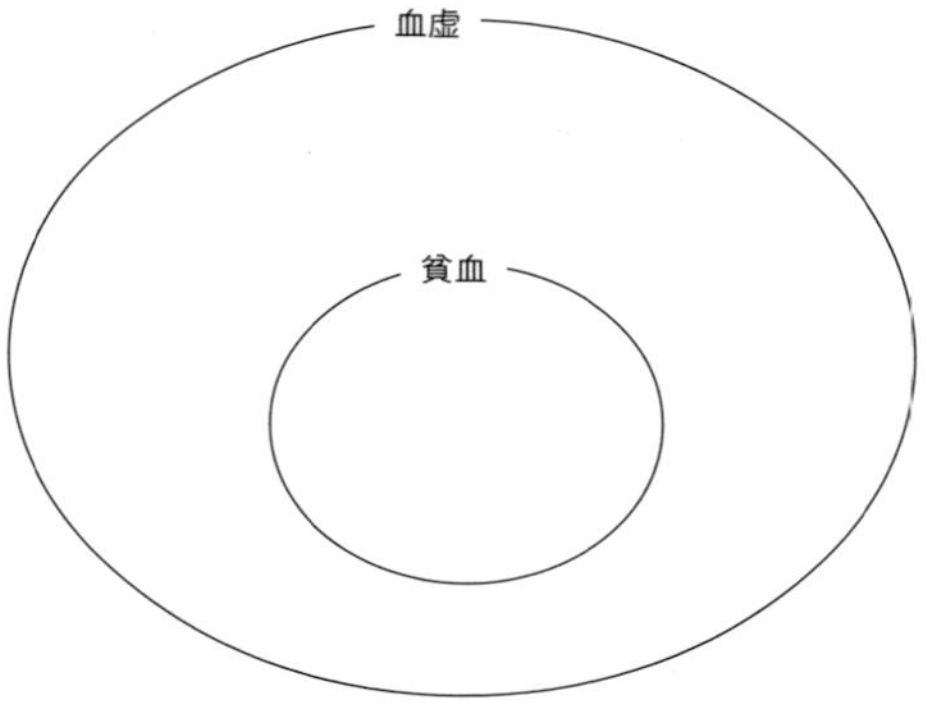

図１：血虚と貧血の集合関係（包含関係）

西洋医学概念の「貧血」は「血虚」の部分集合になる

うなバランスでもよいから存在している、というようなものを考えています。つまり、補中益気湯《ほちゅうえっきとう》㊶はこの4条件による症状を何かしら訴えれば、その効果を示してくれる薬剤です。

ところで、補中益気湯《ほちゅうえっきとう》㊶と類似した処方に十全《じゅうぜん》大補湯《たいほとう》㊽があります。十全大補湯《じゅうぜんたいほとう》㊽も参耆《じんぎ》剤で「気《き》虚《きょ》」に有効です。漢方薬を使い始めた頃、どちらも全身倦怠感などの先の4条件を目標に処方しようとするのですが、「使い分け（＝鑑別）」がわかりません。やがて、少し勉強すると十全大補湯《じゅうぜんたいほとう》㊽には四物湯《しもつとう》(71)の構成生薬が完全に含まれるので、「血虚《けっきょ》」を伴った気虚《ききょ》、すなわち、「気虚《ききょ》」と「血虚《けっきょ》」が同時に存在する「気血両虚《きけつりょうきょ》」（四字熟語登場！）に使う方剤とわかるようになります。今度は「血虚《けっきょ》」という概念が厄介です。しかし、これは意外と簡単なのです。貧血（＝anemia）があれば血虚《けっきょ》なのです。数学記号の⇓「ならば」を使って表現すると、血虚《けっきょ》⇓貧血は成立しないかもしれませんが、貧血⇓血虚《けっきょ》は成立すると思っています。（包含関係で考えると、貧血は完全に血虚《けっきょ》に含まれ、貧血は血虚《けっきょ》の部分集合と考えられます。血虚《けっきょ》⊇貧血　**図1**）畢竟、採血でＲＢＣ、Ｈｂ、Ｈｔのどれかが下限を割っており、例の４条件を満たせば十全大補湯《じゅうぜんたいほとう》㊽を使う方がbetterです。

味証《みしょう》

補中益気湯《ほちゅうえっきとう》㊶か、十全大補湯《じゅうぜんたいほとう》㊽か、どちらを優先すべきかはComplete Blood Cell Count（CBC）の利用が有効であることを示しました。しかし、**図1**の包含関係を考えると当然なのですが、「貧血（anemia）でなくても血虚《けっきょ》である患者」は存在し、その患者には漢方医学的に十全大補湯《じゅうぜんたいほとう》㊽を優先すべきです。そこで、漢方診察の舌診を利用して「鏡面舌《きょうめんぜつ》」があるかどうかを診察します。鏡面舌《きょうめんぜつ》があれば、間違いなく血虚《けっきょ》だからです。しかし、これは本末転倒です。西洋医学的に鏡面舌《きょうめんぜつ》は「鉄欠乏による舌乳頭の萎縮」によって生じます。したがって、鏡《きょう》面舌《めんぜつ》があれば「鉄欠乏性貧血」になっているのです。やおら問診に戻り、「皮膚の枯燥、爪のもろさ、髪の毛が抜けやすい」などを尋ねますが、下手をすると誘導尋問のように問診してしまいます。（臨床経験が増えてくると、自分の思い込んだ診断に向けて患者に誘導尋問をして、自分の都合の良いことだけカルテに書いていることがあるはずです。これは漢方、西洋いずれの医学も関係ないような気がします。この落とし穴にはまらないように！）

さて、なぜ両剤の使い分けにこだわって説明しているかというと、補中益気湯《ほちゅうえっきとう》㊶も十全大《じゅうぜんたい》補湯《ほとう》㊽も悪性疾患に対する免疫補助療法として有用だからです（富山大の済木育夫先生の各種実験論文と研究を参照）。そして、補中益気湯《ほちゅうえっきとう》㊶と十全大補湯《じゅうぜんたいほとう》㊽では腫瘍免疫学的に、それぞれ違う経路で働きます。「両者を併用すればよいではないか」と考えて、済木先生に質問したところ、この併用は増強作用を示すどころか、かえって、いずれかの単剤よりも不利になるとのことでした。こうなると何とか両者の適応を明確に決定しなくてはなりません。患者のNK活性などを調べれば判別は可能なのかもしれませんが、今の保険診療では不可能です。このときに有用なのが、「味証《みしょう》」、つまり患者の味覚を使った処方決定の手法です。両者を白湯に溶かして、「どちらがおいしいですか？」と飲んでもらいます。飲んでみたらわかりますが、両者の味は全く違います。ここに誘導尋問が入る余地はありません。しかも、おいしい方を選択して服用すれば、臨床経験上、それで「正解！」と考えています。（古典を調べても「味証《みしょう》」などという用語は出てきません。悪しからず）

本当の十全大補湯《じゅうぜんたいほとう》㊽

長期の服薬アドヒアランスで補中益気湯《ほちゅうえっきとう》㊶と十全大補湯《じゅうぜんたいほとう》㊽を比べたとき、十全大補湯《じゅうぜんたいほとう》㊽の方が少し不良で、胃部の不快感や食欲不振のために服薬中止の希望を訴えられることがあります。これを回避するには、ショウガを擦って十全大補湯《じゅうぜんたいほとう》㊽に入れて「本当の十全大補湯《じゅうぜんたいほとう》㊽」に近づけてください。実は本当の十全大補湯《じゅうぜんたいほとう》㊽には、エキス製剤の十全大補湯《じゅうぜんたいほとう》㊽のほかに「生姜《しょうきょう》」と「大棗《たいそう》」が配合されます。しかし、それだと「十二全大補湯《じゅうにぜんたいほとう》」ではないか、と思った読者はいませんか？　たしかに、漢方薬の方剤名の冒頭に冠される数字は、三物黄芩湯《さんもつおうごんとう》⑫1、四物《しもつ》湯《とう》(71)、五苓散《ごれいさん》⑰、六味丸《ろくみがん》(87)、七物降下湯《しちもつこうかとう》㊻、八味地黄丸《はちみじおうがん》⑦、十味敗毒湯《じゅうみはいどくとう》⑥、など薬味数（含まれる生薬数）を表しているのがほとんどです。ところが、和剤局方《わざいきょくほう》以降の処方では、その処方構成の末尾に、「……に、生姜《しょうきょう》・大棗《たいそう》を加えて煎じ服す」という文章が付加されたものが登場します。よく「姜《きょう》・棗《そう》を加える」と上級者が口にするのがこれです。このパターンで有名なものが、和剤局方《わざいきょくほう》の四君子湯《しくんしとう》(75)、万病回春《まんびょうかいしゅん》の六君子湯《りっくんしとう》㊸です。したがって、この2剤はエキス剤でも四君子湯《しくんしとう》(75)は6味、六君子湯《りっくんしとう》㊸は8味となっており、方剤名の冒頭数よりも2味分薬味数が多いのです。私が持っている「太平恵民和剤局方《わざいきょくほう》」の巻之五、治諸虚にある十全大補《じゅうぜんたいほ》湯《とう》㊽をみると、本剤も**本当は**姜《きょう》・棗《そう》を加えなければならないことがわかります。

中国語書籍のため原文のまま簡体字表記で次に記載します。

「十全大补湯　治男子、妇人诸虚不足、（略）。人参　肉桂　去粗皮、不见火　川芎　地黄　洗酒、蒸、焙　茯苓　焙　白术　焙　甘草　炙　黄芪　去芦　川当归　洗、去芦　白芍药　各等分。上一十味、锉为粗末。每服二大钱、水一盏、**生姜三片**、**枣子二个**、同煎至七分、不拘时候温服。」

となっています。（註：枣子とは大棗《たいそう》のことです）

十全大補湯《じゅうぜんたいほとう》㊽を完璧にするために、大棗《たいそう》スパイスの「ナツメグ」まで振りかける必要はないと思います。また、生姜《しょうきょう》をすりおろすのが面倒くさいときには、ハウスやS&Bなど保存のできる「おろし生姜」を少量加えても大丈夫です。

ついでに、生姜《しょうきょう》と乾姜《かんきょう》について

張仲景の生薬の使い方には「洗練されたロジック」があります。その1つに生姜《しょうきょう》と乾姜《かんきょう》の使い分けがあります。野呂吉治先生に教わったことですが、張仲景は「生姜《しょうきょう》を風邪などの熱性疾患に」、「乾姜《かんきょう》を胃腸疾患に」使用しています。ところが、和剤局方《わざいきょくほう》以降には、先述した「姜《きょう》・棗《そう》を加える」が登場し、四君子湯《しくんしとう》㊦75や六君子湯《りっくんしとう》㊸のような胃腸疾患の方剤にも「生姜《しょうきょう》」が使用されるようになります。すなわち、和剤局方《わざいきょくほう》以降の方剤では、張仲景の生姜《しょうきょう》・乾姜《かんきょう》の使い分け理論による使用目的の説明ができなくなります。生薬解説の名著「増補能毒《ぞうほのうどく》、長沢道寿（?~1637）」は和剤局方《わざいきょくほう》（1107）以降の歴史に出版されますので、このことを踏

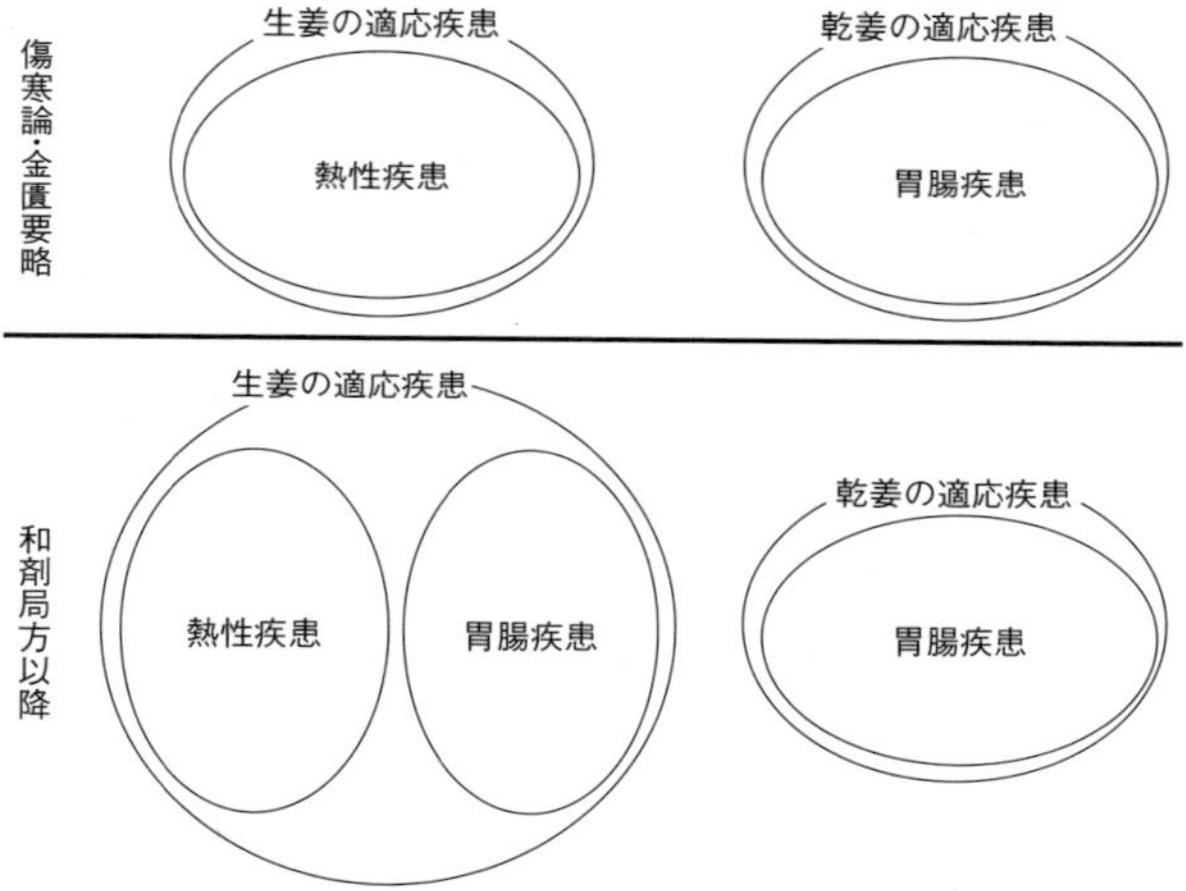

図2：時代で変化する生姜と乾姜の適応疾患

生姜は傷寒論の時代では風邪などの熱性疾患のみが適応だが、和剤局方以降では熱性疾患でも胃腸疾患でも適応となっている

まえてか、乾姜《かんきょう》の「毒」（＝禁忌）の項目に巧みな形で次のように記載しています。

毒：陰虚火動に脈実数（さく）なるに。

私に曰く、辛熱なる故に熱病に忌む。

つまり、「乾姜《かんきょう》は脱水で熱があり、頻脈になっているような患者に使ってはならない。それは強力な熱薬であるからダメなのである」としています。しかし、逆に、生姜《しょうきょう》の項目のところに「胃腸疾患に使ってはならない」という記載は一切ありません。総合すると、和剤局方《わざいきょくほう》以降では、乾姜《かんきょう》を「熱性疾患に使ってはならない」（＝風邪などの熱性疾患には生姜《しょうきょう》を使う）ことに変わりはありませんが、一方、生姜《しょうきょう》の適応範囲は広がり、「熱性疾患でも胃腸疾患でも使用可能」ということになっています（**図2**）。

原典を読むべきか？

漢方を勉強するときに、原典を紐解くに越したことはありません。ただし、これは英語学習にたとえると、「英英辞典」を引くことに似ていると思います。基本的な英単語の意味が十分にわかっていない状態で「英英辞典」で調べると、何が何やらわからなくなります。でも、高校2年ぐらいになると、今度はその方がわかりやすく、頭にしっくりと入ることがあります。中級クラスになったかどうかの判定にも使えるような気がします。学習が進んできたら、古典読破にチャレンジしてみてください。

鈴木さんの家問題

原典を読み、漢方用語を理解する。「これが理想である」と思うのですが、漢方の古典を読み始めた頃に訳がわからなくなって、**雪山で遭難**しているような気になったことがあります（経験はないですよ）。つまり、進んでいっているような気がするのですが、気がついてみると元のところに戻っているのです。これは語義の解釈で生じる現象です。たとえれば、こうなります。

「鈴木さんの家はどこにありますか？」

「鈴木さんの家は、田中さんの家の隣にありますよ」

「ありがとうございます。ところで、その田中さんの家はどこにあるのですか？」

「何を言ってるのですか？　鈴木さんの家の隣に決まってるじゃないですか」

「……」

この現象に陥らないために、漢方用語の「語義」を自分の臨床経験から1つでもよいですから、実例として完璧に理解してください。そして、いつもその実例による語義を基準として、迷いそうになったらその語義解釈に戻って下さい。そうすることで、どこにいるのかがわかり、語義が机上の空論となるのを防げます。この基準、つまり、自分の定義が少しこれまでの考えと違っても、その解釈で患者を治療して改善があれば、あなたの漢方医学概念は間違ってはいません。むしろ、これまでの解説が誤りかもしれません。

「気剤は軽く使え、血剤は重ねて使え」（前編）

口訣といわれているものの中には、出典が明瞭にわかるものもあれば、なかなか調べてもわからないものがあります。表題にある口訣は、私の勉強不足かもしれませんが、出典が不明です。前半の意味するところは、半夏厚朴湯《はんげこうぼくとう》⑯や香蘇散《こうそさん》⑰などの気剤は、「少量の使用で良い」ということです。では、どんなときに少量の気剤を使うのでしょうか?

その話をする前に、漢方処方を決定するときの作戦を説明します。もちろん、私も他の漢方医・西洋医と同様、どんな情報でも利用します。しかし、漢方診察では腹診所見を特に重視しています。この腹診所見の中に、胸脇苦満《きょうきょうくまん》・心下痞鞕《しんかひこう》・振水音・臍上悸といわれるものがあり、この4所見は横隔膜から臍の高さまでで決定されます。この解剖学的範囲を漢方の三焦《さんしょう》という概念では、「中焦《ちゅうしょう》」と称します。つまり、くだんの4所見は中焦《ちゅうしょう》の所見を診ていることになります。他の腹診所見に、小腹不仁《しょうふくふじん》・瘀血《おけつ》という2所見があります。今度は臍から下（＝尾側）の範囲で決定され、三焦《さんしょう》では「下焦《げしょう》」の所見を診ていることになります。ところで、現代漢方の復興に貢献した湯本求真（1876〜1941）は、柴胡《さいこ》剤と駆瘀血《くおけつ》剤の併用で上手く対応したとされています（漢方診療のレッスン 金芳堂 p.41）。これを先述の腹診で再考すると、①「中焦《ちゅうしょう》」の「胸脇苦満《きょうきょうくまん》」で決定した「柴胡《さいこ》剤」と②「下焦《げしょう》」の「瘀血《おけつ》」で決定した「駆瘀《くお》血《けつ》剤」の、「①＋②の組み合わせ」で治療したと考えることができます。この視点で、湯本求真の方法を応用すると、腹診で「心下痞鞕《しんかひこう》」と「瘀血《おけつ》」があれば、中焦《ちゅうしょう》を半夏瀉心湯《はんげしゃしんとう》⑭＋下《げ》焦《しょう》を桂枝茯苓丸《けいしぶくりょうがん》㉕、あるいは、「心下痞鞕《しんかひこう》（＋冷え）」と「小腹不仁《しょうふくふじん》」があれば、中焦《ちゅうしょう》を六君《りっくん》子湯《しとう》㊸＋下焦《げしょう》を八味地黄丸《はちみじおうがん》⑦、などとさまざまのバリエーションを作ることができます。日常臨床上、このパターンによる併用（≒合方）は**難治**症例に有用な方法です。しかしながら、この「中焦《ちゅうしょう》」＋「下焦《げしょう》」の合方（＝併用治療）で治療するとき、少しでも全身（＝三焦《さんしょう》全体）

をトータルに診るための作戦と考えると、「上焦《じょうしょう》（＝横隔膜よりも頭側）」の所見が抜けていると容易に気づきます。これは横隔膜より下で診察を行うという「腹診の**大切な弱点**」と考えています。では、腹診で所見をとることのできない上焦《じょうしょう》の所見をどう窺い知るかというと、それは望診によって、顔貌・眼光などで診ているのだと考えています。

閑話休題。この上焦《じょうしょう》に異常を感じたときに「気剤」が必要なのです。上・中・下と三焦《さんしょう》全てを網羅して治療するとき、この口訣《くけつ》の意味は、「上焦《じょうしょう》のために使う気剤は全体のバランスの中で、少なめに使うと良い」ということを諭しているのだと考えています。つまり、ラーメンに**上から**コショウをかけるときのコショウが気剤にあたり、少し振りかけると味が引き立ちおいしくなりますが、多すぎると味が損なわれるというわけです。

「気剤は軽く使え、血剤は重ねて使え」（後編）

口訣の後半部分を考えてみましょう。これは「『血』に関係する処方を併用せよ」ということになります。血に関する薬剤には、補血《ほけつ》剤と駆瘀血《くおけつ》剤があり、各々を重複して使う場合もあれば、補血《ほけつ》剤と駆瘀血《くおけつ》剤の両者を併用するということもあるかと考えられます。

補血《ほけつ》剤で有名なものには四物湯《しもつとう》(71)があり、類似処方を四物湯《しもつとう》(71)類と称しています。有名な当《とう》帰芍薬散《きしゃくやくさん》㉓も、四物湯《しもつとう》(71)の地黄《じおう》を除く3生薬が含まれており、補血《ほけつ》剤の仲間です。一方、駆《く》瘀血《おけつ》剤には桂枝茯苓丸《けいしぶくりょうがん》㉕、桃核承気湯《とうかくじょうきとう》(61)、通導散《つうどうさん》(105)、大黄牡丹皮湯《だいおうぼたんぴとう》㉝、治打撲一方《ぢだぼくいっぽう》(89)などがあります。私の臨床で、補血《ほけつ》剤を重ねて使うことは滅多にありませんが、補血《ほけつ》剤の当帰芍薬《とうきしゃくやく》散《さん》㉓と駆瘀血《くおけつ》剤の桂枝茯苓丸《けいしぶくりょうがん》㉕との併用は頻用しています。

漢方を学びはじめた頃は、当帰芍薬散《とうきしゃくやくさん》㉓は虚証に使う駆瘀血《くおけつ》剤、桂枝茯苓丸《けいしぶくりょうがん》㉕は実証に使う駆瘀血《くおけつ》剤と覚えていたため、この両剤の併用（=合方）はあり得ないと考えていました。ところがツムラの緑のメモ本（漢方製剤　活用の手引き　―証の把握と処方鑑別のために― p.68あるいはp.73）の合方欄に、当帰芍薬散合桂枝茯苓丸《とうきしゃくやくさんごうけいしぶくりょうがん》を「各種産婦人科疾患（の各種不定愁訴）に使え」とあります。実際、私の臨床経験でも、この併用は「更年期障害」「PMS」などの「婦人科不定愁訴」に対して強力な武器になります。さて、昔の私と同じように、当帰芍薬散《とうきしゃくやくさん》㉓と桂枝茯苓丸《けいしぶくりょうがん》㉕の適応を考えていて、この併用（=合方）を躊躇されている方もあるのではないでしょうか。では、なぜ、「この両者の併用があり得ない」という迷信が生まれたのでしょうか？

答えは、この前編と同じく、「**腹診の弱点**がその鍵を握っている」と推論しています。腹診が悪いと言っているのではありません。常々、腹診は漢方診療に有用で、処方決定のツールとして卓越したものと考えています。たとえば振水音があれば「水毒《すいどく》」の存在を考えさせ、治療は五苓散《ごれいさん》⑰などの利水剤を使えばよいことになります。臍傍から下腹部の圧痛は「瘀血《おけつ》」の証（あかし）であり、治療は駆瘀血《くおけつ》剤を使えばよいことになります。しかし、「血虚《けっきょ》」の場合、「腹診所見の何かがあるから、治療に補血《ほけつ》剤を使え」がないのです。これが、先述とは違った**腹診の弱点**なのです。この弱点を江戸時代の漢方医が彫心鏤骨・苦心惨憺して、次のように結論して克服していきます。「腹診の『瘀血《おけつ》』所見で補血《ほけつ》剤を使っても有効である」

実際、私の臨床でも、当帰芍薬散《とうきしゃくやくさん》㉓や四物湯《しもつとう》(71)は下腹の瘀血《おけつ》所見がある方に使うと奏効率が高くなっていると思います。そこで、どういう理由でそうなるかを考え続けていました。ある日、数学で習った「集合のベン図」を使って考えると簡単に理解できることに気がつきました。解説します。瘀血《おけつ》と血虚《けっきょ》は別の集合概念なのですが、江戸時代も現在も多くの（日本人）

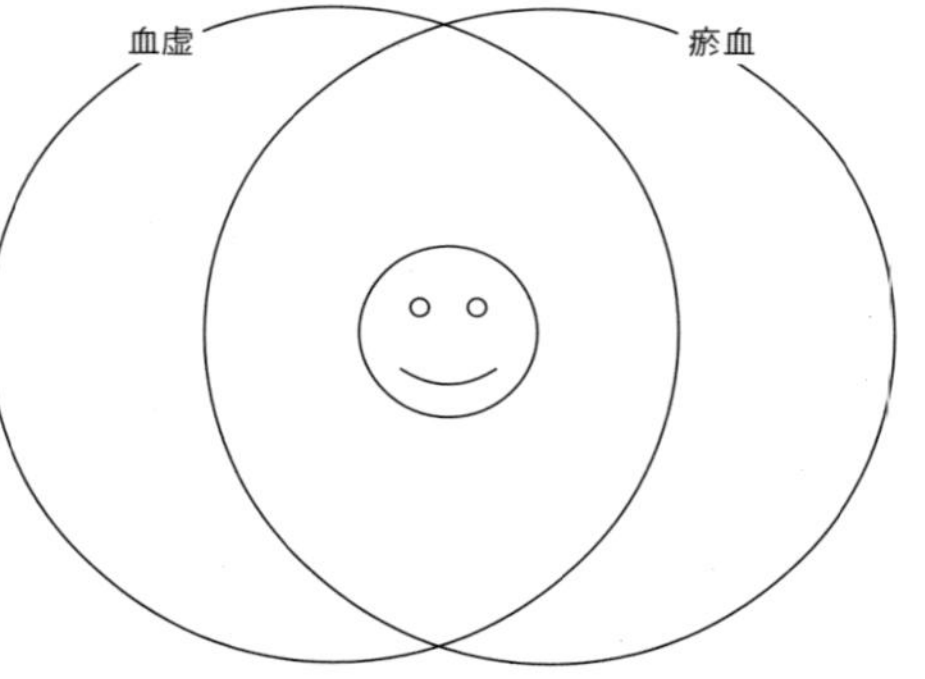

図3：血虚と瘀血の集合関係

積集合の部分が大半を占める。瘀血を認めれば血虚がある確率は高い

女性では両者が併存して認められる、つまり、瘀血《おけつ》と血虚《けっきょ》の積集合の部分の人口が多いという仮説を立てます（**図3**）。すると、今、腹診で瘀血《おけつ》が認められたとすると、大半のものが血虚《けっきょ》の集合にも含まれています。したがって、この所見を使って補血《ほけつ》剤を使用すると血虚《けっきょ》が治り、瘀血《おけつ》は残存するものの、好転反応が生じることになります。仮に、色白で貧血傾向にある女性患者において、瘀血《おけつ》と血虚《けっきょ》の両方の病態があったとします。しかし、その方の所見からは、瘀血《おけつ》症状よりも血虚《けっきょ》が強く存在しているでしょう。すると、この患者には桂枝茯苓丸《けいしぶくりょうがん》㉕を処方するよりも当帰芍薬散《とうきしゃくやくさん》㉓で血虚《けっきょ》を治した方が、有効性が強く出るものと考えられます。

さて、ここで日本漢方の「虚実」が不必要に絡んできます。後の八綱弁証《はちこうべんしょう》で、詳述しますが日本漢方と中国漢方では虚実《きょじつ》の語義が違います。日本漢方では虚弱な体型の人を「虚」証、がっちりした筋肉質の体型の人を「実」証といいます。先ほどの色白で貧血気味の女性は、この定義では、「虚」証になることは自明でしょう。すると、腹診の瘀血《おけつ》所見を利用して血虚《けっきょ》の診断をして、その血虚《けっきょ》をメインに治すつもりで当帰芍薬散《とうきしゃくやくさん》㉓を処方していたのが、やがて、日本漢方の虚実《きょじつ》の概念がここに導入され、「虚証《きょしょう》の瘀血《おけつ》に当《とう》帰芍薬散《きしゃくやくさん》㉓を使うと有用である」ができあがり、さらに、転じて「**当帰芍薬散《とうきしゃくやくさん》㉓は虚証《きょしょう》の瘀《お》血《けつ》に使用する薬剤である**」が生まれてきたのだと推論されます。これに対して、がっちりした「実」証の人では、貧血はさほど強くないでしょうから、瘀血《おけつ》と血虚《けっきょ》が合併していても瘀血《おけつ》を優先的に治すと有効性が高くなるので「実証の瘀血《おけつ》に桂枝茯苓丸《けいしぶくりょうがん》㉕を使うと有用である」となります。先と同様、これが転じて「**桂枝茯苓丸《けいしぶくりょうがん》㉕は実証の瘀血《おけつ》に使用する薬剤である**」が生まれてきたのでしょう。

以上の推論が正しければ、当帰芍薬散《とうきしゃくやくさん》㉓と桂枝茯苓丸《けいしぶくりょうがん》㉕を併用して治療するのは何ら不自然ではなく、むしろ、前提としてあげた「血虚《けっきょ》も瘀血《おけつ》も合併している場合が多い」という状況で、両方ともが治るので一気に何もかもが改善するはずです。それ故、この合方で「各種産婦人科疾患（の各種不定愁訴）」が治ると考えられます。これが「血剤は重ねて使え」の真意であるような気がします。

「気剤は軽く使え、血剤は重ねて使え」（おまけ）

後半の「血剤は重ねて使え」には、おまけがあります。有名な血剤を挙げると、補血《ほけつ》剤には四物湯《しもつとう》71（0）、当帰芍薬散《とうきしゃくやくさん》㉓（0）、駆瘀血《くおけつ》剤には桂枝茯苓丸《けいしぶくりょうがん》㉕（0）、大黄牡丹皮湯《だいおうぼたんぴとう》㉝（0）、桃核承気湯《とうかくじょうきとう》61（1.5）、通導散《つうどうさん》105（2）があります。（n）が何を表すか、わかりますか？甘草《かんぞう》の1日配合量です。ご覧のように甘草《かんぞう》量の少ないものが多く、重ねて使っても「偽アルドステロン症」になることは少なく安全なのです。また、柴胡《さいこ》剤には大柴胡湯《だいさいことう》⑧（0）、小柴胡《しょうさいこ》湯《とう》⑨（2）、柴胡桂枝湯《さいこけいしとう》⑩（2）、柴胡桂枝乾姜湯《さいこけいしかんきょうとう》⑪（2）、柴胡加竜骨牡蛎湯《さいこかりゅうこつぼれいとう》⑫（0）があります。先ほど、湯本求真が血剤と柴胡《さいこ》剤の併用を好んだと記載しました。あえて、日本漢方の虚・中間・実で考えて、お互いの方剤を選んで組み合わせを作ってみましょう。たとえば、虚証《きょしょう》なら当帰芍薬散《とうきしゃくやくさん》㉓（0）＋柴胡桂枝乾姜湯《さいこけいしかんきょうとう》⑪（2）というのが多いでしょう、中間なら桂枝茯苓丸《けいしぶくりょうがん》㉕（0）＋小柴胡湯《しょうさいことう》⑨（2）、実証なら桃核承気湯《とうかくじょうきとう》㉛（1．5）＋大柴胡湯《だいさいことう》⑧（0）などになるはずです。これらの場合、両方剤の甘草《かんぞう》の合計量が2g／日以下になっているのに気づかれましたでしょうか。偶然にしては、できすぎています。とにかく、湯本求真の合方（併用方法）は偽アルドステロン症に関して安全に使用できると考えられ、優良な合方です。

換骨奪胎《かんこつだったい》

漢方を勉強すると、当初は嫌っていた四字熟語に親しみが生じはじめます。その中で「換骨《かんこつ》奪胎《だったい》」という熟語は私の好みのトップランクになります。理由は簡単で、元外科医の私の耳に入りやすい、手術を想像させる熟語だからです。大元は詩文を作るときの心得である「冷斎夜《れいさいや》話《わ》」に登場する文章を短縮しています。

（以下原文）─不易其意、而造其語、謂之換骨法、規範其意形容之、謂之奪胎法─。

（其の意を易えずして其の語を造る、之を換骨法と謂い、其の意を規範として之を形容する、之を奪胎法と謂う。）

齋藤孝 著の大人の語彙力「言いまわし」大全、（KADOKAWA）によると、意味は「先人の作品を活かしながら、独自の作品を作ること」となっています。これは、松尾芭蕉（1644〜1694）の「不易流行」（＝いつまでも変化しない本質的なものを忘れない中にも、新しく変化を重ねているものを取り入れていくこと）という四字熟語と重なるような気もします。

現代の中級漢方医が目指すものは、原書にある意味をくみ取り、これを現代の医師にわかりやすい西洋医学用語で解説したり、今の日常診療でいかに使うかというスキルを伝えたりすることだと思っています。みんなで漢方古典を換骨奪胎《かんこつだったい》するために**粉骨砕身**しましょう！

胖大舌《はんだいぜつ》は「気虚《ききょ》」か「水毒《すいどく》」か

舌診所見のひとつに「胖大舌《はんだいぜつ》」というものがあります。「自然に舌を出してください」と患者に言うと、通常、健康な場合は口角と舌縁が接した形でみられます。ヒトの本能で、舌を出して他人に見せようとするときに、両者が接する形で突き出そうとするのだと考えられます。しかし、病的な状態では、舌縁が口角からはみ出したり、両者の間に隙間が診られたりします。前者の「舌縁のはみ出し所見」を胖大舌《はんだいぜつ》と称します。舌診アトラスの多くには、この胖大舌《はんだいぜつ》を「気虚《ききょ》」である、と記載しています。しかし、私の日常診療で胖大舌《はんだいぜつ》は水毒《すいどく》を表す歯痕舌《しこんぜつ》と伴っていることが大半で、私は水毒《すいどく》の所見と考えて診療していました。最近まで、こう割り切って考えていたのですが、胖大舌《はんだいぜつ》の中には少数派ながらも、従来のアトラスにある記載通り「気《き》虚《きょ》」の所見が正しいものもみられ、反省するようになってきています。では、両者をどう見破るか？

これには胖大舌《はんだいぜつ》の発生機序を考えればよさそうですが、その前に理屈が簡単な「歯痕舌《しこんぜつ》」を解説します。歯痕舌《しこんぜつ》の発生機序は単純に水毒《すいどく》によるもので、舌に「津液《しんえき》＝水」がうっ滞したり、過剰だったりして、自分の歯に舌尖や舌縁が衝突して圧痕が生じる現象です。西洋医学的にいうと「舌の浮腫による歯の圧痕」です。したがって、舌は浮腫のため、いつもの自分の想像よりも膨大しています。ここで、舌診のために自然に舌を見せようと前に出すと、普段の本能による口の開き方では、口角と舌縁は接するのではなく、舌縁がはみ出した状態の胖大舌《はんだいぜつ》となるのです。では、気虚《ききょ》のときに、なぜ胖大舌《はんだいぜつ》になるのでしょうか？　今度は、舌の大きさは不変ですが、気虚《ききょ》（≒うつ状態・栄養不足）のためパワーが不足して口の開け方が少なかったらどうなるでしょう。そうなのです。今度は自分では接するように開けているつもりでも十分に口が開いておらず、舌縁が口角からはみ出して胖大舌《はんだいぜつ》を生じるのです。

水毒《すいどく》と気虚《ききょ》、どちらの胖大舌《はんだいぜつ》であるかを見破るコツは機序から考えて2つあります。

（1）気虚《ききょ》では、歯痕がないか乏しい。

（2）気虚《ききょ》では、舌を前に出すパワーもないので「下口唇が見える」。

88002-590 JCOPY

日本漢方とヘーゲルの弁証法

日本漢方の歴史を勉強すると面白いことに気づきます。高校の倫理・社会、教養の人文科学などで学んだヘーゲル（Georg Wilhelm Friedrich Hegel, １７７０〜１８３１）の弁証法が乗っかるからです。その解説をしましょう。

中国では、和剤局方《わざいきょくほう》以降に金元四大家が登場します。その中でも、補中益気湯《ほちゅうえっきとう》㊶を創方した李東垣（１１８０〜１２５１）と、同じく補法（気の不足を補う治療法⇒気虚《ききょ》をメインに治す）を中心とする朱丹渓（１２８１〜１３５８）の二人が有名で、まとめて「李朱医学《りしゅいがく》」と称しています。これを日本の田代三喜（１４６５〜１５３７）が日本に伝来させます。そして、彼に学んだ曲直瀬道三（１５０７〜１５９４）が日本漢方の花を咲かせます。ここまでの医学が、ヘーゲルのいうところの**テーゼ（正）**となり、**後世方派**と呼ばれています。この後、江戸時代になって獺《かわうそ》の解剖を行った山脇東洋（１７０５〜１７６２）が五臓論に疑問を持ち、彼は京都所司代の許可を得て人体解剖を行います。この山脇東洋に推挙されたような形にある吉益東洞（１７０２〜１７７３）が五臓論を含め、これまで日本に伝えられてきた漢方医学に疑問を投げかけ**否定**していきます。つまり、**アンチテーゼ**（**反**）を行うことになります。このグループは元祖の「傷寒論」「金匱要略」などの古方のみを信奉するので、**古方派**と呼ばれます。（古方派の方が後世方派よりも新しいところが混乱するところです）この後、吉益東洞の弟子にあたる和田東郭（１７４３～１８０３）らによって、両者のよいところをうまく使って治すという**折衷派**グループが登場します。畢竟、ヘーゲルがいうところの**ジンテーゼ**（**止揚**）になっていきます。ドイツ語を学んだことのある読者なら、ヘーゲルの弁証法は簡単なドイツ語の単語で表現でき、Sein-Nichts-Werden となります。この3単語を酒場で語ると、「一応、大学生」になった気がしたものです。

さて、話はここで終わりません。江戸時代後半に日本の漢方医学は目覚ましい発展をしていきます。幕末には漢方の泰斗、浅田宗伯（１８１５～１８９４）、尾台榕堂（１７９９～１８７０）、本間棗軒（１８０４～１８７２）などが輩出され百花繚乱となります。彼らが今度はテーゼ（正）となります。ところが、この最盛期に日本は開国し、明治政府によって漢方医学は排除されて**ドイツ医学**が中心となります。つまり、漢方医学は西洋医学というアンチテーゼ（反）によって否定されます。これが昭和に入り、湯本求真（１８７６～１９４１）、武見太郎（1904〜1983）などの努力によって西洋医学と漢方医学の融合、すなわち、ジンテーゼ（止揚）が開始されていきます。しかしながら、いまだ、この止揚は完全ではないのが実情で、このことについて千福貞博（1957〜　）らが憂いを感じているのです。

吉益東洞は科学者（1）薬徴

吉益東洞の著した「薬徴」という本を読むと爽快な気分がします。なぜかというと、生薬の効能をキャッチフレーズのような感じで簡単明瞭に記載しているからです。その中でも私が大好きなものは、甘草《かんぞう》を解説した部分です。（上巻の4番目に記載されています）

急迫（= attack）を主治するなり。故に裏急（腹の皮の裏でひきつれる）・急痛・攣急（筋肉がけいれん状につっぱる、つまり、こむら返り）を治す。しかして旁ら厥冷（手先からひどく冷えること）・煩躁（= panic）・衝逆（= hot flash）、之れ等諸般の急迫の毒を治するなり。

冒頭の「急迫を主治するなり」、あたかも「**甘草**《かんぞう》**の法則**」のように感じないでしょうか。この意義を**哲学的**に解き明かしましょう。彼が薬徴で生薬の効能を導き出した手法は、傷寒論・金匱要略を中心とした文献引用と自分の臨床経験からの抽出です。つまり、多くの治験例の中から共通項目を見つけ出し、そこから推論を立てる方法です。この手法は帰納法（induction）と呼ばれる方法です。科学は常に帰納法から始まります。そして、推論を元に「仮説」を設定します。この仮説は「F=ma, $E=mc^2$, PV=nRT」のような数式か、可能な限り「簡略化した文章」が理想です。そして、この仮説が特殊な事象でも成立するかの検証を行います。これが演繹法です。帰納・演繹の両者が揃って満足のいく結果が出てくると、その「仮説」は「法則」となります。甘草《かんぞう》を利用して、東堂先生と考えてみましょう。

（1）芍薬甘草湯《しゃくやくかんぞうとう》(68)は、こむら返りのように**急激に**発症する筋けいれんに使用する。

（2）芍薬甘草湯《しゃくやくかんぞうとう》(68)は、胆石発作や尿路結石発作といった**急激に**生じる腹痛発作に使用する。

（3）甘麦大棗湯《かんばくたいそうとう》(72)は、過換気症候群のように**急激に**生じる精神発作に使用する。

（4）桔《き》梗湯《きょうとう》(138)は、風邪などで**急激に**始まる咽頭痛に使用する。

以上から帰納すると、これら全てに配合される甘草《かんぞう》は「**急激に**発症する疾患に有効である」

と仮説を立てることが可能です。ここにおいて、簡略化して「甘草《かんぞう》は急迫を主治するなり」を提案致します。なお、今後、様々な状況において本仮説を検証して頂き、その結果、反証がなければ、「東洞の『甘草《かんぞう》の法則』」と命名して頂けませんでしょうか。(「賛成、賛成」パチパチパチ)

なお、千福は、東堂の「甘草《かんぞう》の法則」が甘草《かんぞう》3g/日以上配合されるエキス処方で成立すると考えています(**表1**)。

表1：甘草が3g/日以上配合されるエキス漢方製剤

漢方薬	甘草(g)
芍薬甘草湯《しゃくやくかんぞうとう》㊳	6
甘麦大棗湯《かんばくたいそうとう》㊷	5
小青竜湯《しょうせいりゅうとう》⑲	3
人参湯《にんじんとう》㉜	3
五淋散《ごりんさん》56	3
芎帰膠艾湯《きゅうききょうがいとう》77	3
桂枝人参湯《けいしにんじんとう》82	3
黄連湯《おうれんとう》120	3
排膿散及湯《はいのうさんきゅうとう》122	3
桔梗湯《ききょうとう》138	3

吉益東洞は科学者（2）類聚方

吉益東洞は薬徴の他に「類聚方」を著しています。今度はこの書物を彼が書きたくなった心理を考えてみましょう。そのためには「傷寒論」を読んだ経験が必要です。傷寒論は、確たるロジックを持っていて、その書き方の手法はコンピュータ理論で用いられるアルゴリズムででてきています。つまり、将来、ＡＩが医師を務める場合は極めて有用な書物となると考えられます。たとえば、こうなります。

（1）熱があると言われましたが、悪寒がしますか？　Ｙｅｓ　ｏｒ　Ｎｏ

（2）発症から既に汗をかきましたか？　Ｙｅｓ　ｏｒ　Ｎｏ

（3）便秘になっていませんか？　Ｙｅｓ　ｏｒ　Ｎｏ

（4）横になって寝ていたいですか？　Ｙｅｓ　ｏｒ　Ｎｏ

⇓「あなたは少陽病《しょうようびょう》期にあり、その中で小柴胡湯《しょうさいことう》⑨が一番有用である（＝主る）と考えられます」

という具合です。傷寒論は実地臨床に則した便利な書物です。しかし、小柴胡湯《しょうさいことう》⑨という薬剤を詳しく調べようとすると、本剤がフローチャートのいろんな終着場所で登場するので、一旦、全条文を検索せねばならず大変不便なのです。つまり、小柴胡湯《しょうさいことう》⑨を他の疾患などに応用したいとき、特性を調べたいときなどに傷寒論を使うとイライラしてくるのです。あるいは、小柴胡湯《しょうさいことう》⑨と柴胡桂枝湯《さいこけいしとう》⑩とはどう違うのか、といった比較にも不便です。

この欠点を補うためには、我々なら、傷寒論の条文を全部エクセルに入力しておいて、小柴《しょうさい》胡湯《ことう》⑨の登場する条文だけを選択・抽出して、それを前後入れ替えたりして1つの文章にするはずです。これを柴胡桂枝湯《さいこけいしとう》⑩などにも行えば、両者の類似性と相違性、すなわち、特徴がはっきりと見えてきます。

類聚方の最初の「類聚」は、今の漢字では「類従」とも書き、「同じ種類のものを集めること。その集めたもの」というのが語義です。まさしく、このエクセルの操作を行い、類縁処方を比較検討する行為が類聚です。換言すると、吉益東洞は薬方の「索引」を作り、繰り返しを省いて要点をまとめ上げ、最終的に**傷寒論の参考書**を作ってくれているのです。（当時、エクセルは使えないので大変な作業だったはずです。スゴイ！）

傷寒論をどう読むか？

「傷寒論は全体を何度も何度も読まなければならない」このように教えられたことがあります。しかし、そう思って何回目かに読んでいるとき、陽明病《ようめいびょう》の項目の条文（第一八一条）で衝撃が走ったのを覚えています。

問うて曰く、何に縁って、陽明病《ようめいびょう》を得るかと。答えて曰く、太陽病《たいようびょう》、もしくは発汗、もしくは下し、もしくは小便を利し、此れ**津液を亡くし**、胃中乾燥し、因って陽明に転属す。更衣せず（＝便秘のことです）、内実、大便難の者、此れを陽明と名づく。

傷寒論の記載は太陽病《たいようびょう》の次が陽明病《ようめいびょう》となっていますが、病気の進行は太陽病《たいようびょう》の次は少陽病《しょうようびょう》で、その次の第3ステージが陽明病《ようめいびょう》とされています。この第一八一条で分かるように、陽明《ようめい》病《びょう》以降は津液《しんえき》の不足、つまり現代医学でいうところの「脱水」に相当します。つまり、輸液のできる我々にとっては、陽明病《ようめいびょう》以下の条文をそれほど真剣に読まなくても良いのです。

しかし、もし点滴不能の状況があれば。陽明病《ようめいびょう》以下の条文を読んで参考にすれば良いわけです。この本の最初の方で、**「点滴したら元気になりそう」は「人参《にんじん》」**というタイトルで、小児に人参湯《にんじんとう》㉜を使った症例を提示しました。傷寒論のロジックでは、陽明病《ようめいびょう》（＝便秘＋脱水）よりも病状が悪化し、腸内の腐敗から「下痢＋脱水」という段階を太陰病《たいいんびょう》としています。そして、この病期に「人参《にんじん》」が使用されます。症例は点滴が痛そうなので拒否した小児の急性胃腸炎（下痢）でしたが、「傷寒論のおかげ」で注射針を刺すことなく、人参湯《にんじんとう》㉜で治すことができたわけです。

ちなみに、人参湯《にんじんとう》㉜は太陰病《たいいんびょう》の項目に記載があるのではなく、最終第6ステージ厥陰病《けついんびょう》の次の篇である霍乱病篇に「理中丸《りちゅうがん》」という名前で出てきます。しかし、条文を読めばすぐにわかることですが、霍乱病（急性胃腸炎）の理中丸《りちゅうがん》は太陰病《たいいんびょう》の方剤です。

八綱弁証《はちこうべんしょう》

「八綱弁証《はちこうべんしょう》」と文字を見ただけで逃げたくなりませんか。表裏《ひょうり》・寒熱《かんねつ》・虚実《きょじつ》・陰陽《いんよう》。漢字熟語のオンパレードで解説を何度読んでも語義がわからない。間違っていても構わないからわかりやすく教えて欲しい。では、千福流の解説をしましょう。

1．表裏《ひょうり》について

これは発生学の胚葉を使って考えると簡単です。病変の主体がどこに存在するかということです。何と、表＝外胚葉、半表半裏＝中胚葉、裏＝内胚葉、なのです。皮膚、神経のことについて患者が訴えていたら、病変は「表」にあります。（例：悪寒、神経痛、関節痛、掻痒）次に、病変が横隔膜を含む筋肉、血液にあれば「半表半裏」です。（例：胸脇苦満《きょうきょうくまん》（＝横隔膜への刺激）、筋肉痛、白血球増多）そして、患者が内胚葉である消化器の症状を訴えたら「裏」です。（例：下痢、便秘、腹痛）

【治療の基本】「表」には麻黄《まおう》、「半表半裏」は柴胡《さいこ》、「裏」は大黄《だいおう》、人参《にんじん》です。

2. 寒熱《かんねつ》について

自覚症状でも他覚症状でも、熱いか寒いかです。ただし、自覚症状と他覚症状に寒熱《かんねつ》の違いが生じたら、自覚症状を優先して下さい。たとえば40度の発熱があり悪寒しているインフルエンザは寒熱《かんねつ》どちらかというと、「寒」です。また、寒熱《かんねつ》に対して、自覚も他覚もはっきりしないときは「熱」にしておきます。面白いことをいうと、失恋などで、「心が寒い」ときも自覚症状なので「寒」です。

【治療の基本】「寒」には温薬（例：附子《ぶし》、乾姜《かんきょう》、生姜《しょうきょう》、桂皮《けいひ》）。「熱」には寒薬（例：石膏《せっこう》、黄連《おうれん》、黄芩《おうごん》、柴胡《さいこ》）です。

3. 虚実《きょじつ》について

これが八綱弁証《はちこうべんしょう》を難解にしている元凶です。日本漢方と中医学とで虚実の意味が違うから混乱が生じるのです。虚実という言葉を聞いたら、それを口にした人がどちらのポジションで話す人かを見極めないといけません。八綱弁証《はちこうべんしょう》は中医学で考えています。これは病理学総論で習う、Host-parasite relationshipです。つまり、「虚」とは宿主の免疫力・栄養状態が悪いことを示します。一方、「実」とは寄生体や外力が強力で通常の宿主でも対抗できないことを表現

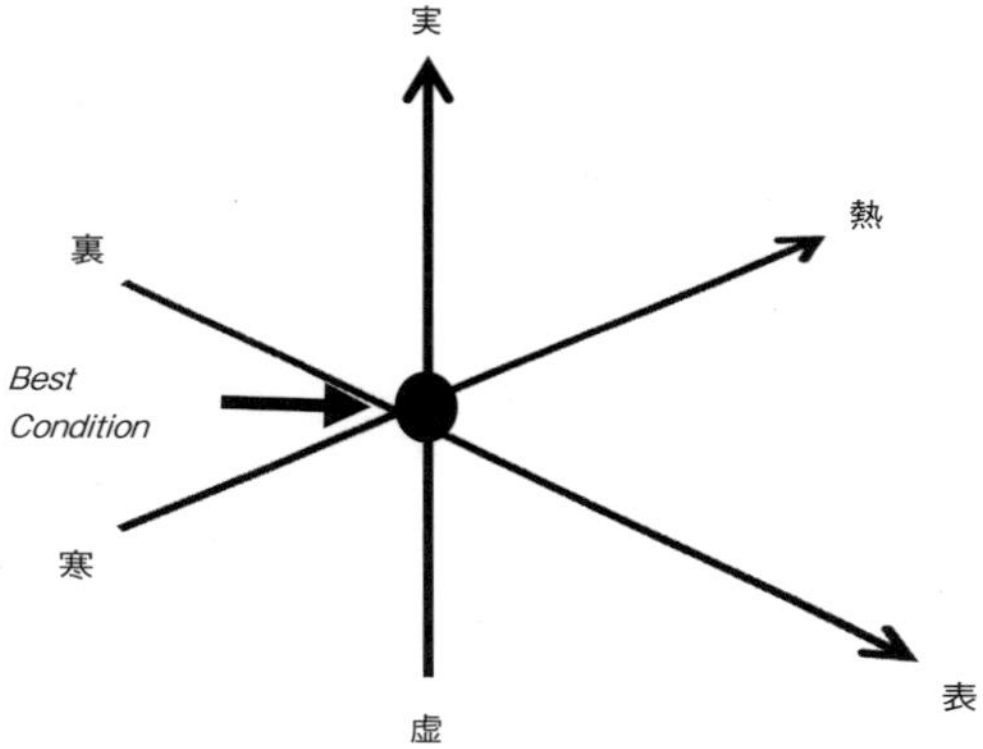

図4：空間座標で考える八綱弁証

x軸を表裏、y軸を熱寒、z軸を実虚（前が正、後が負）とすると陰陽の「陽」とは、x + y + z ＞ 0の領域の範囲である。

しています。ちなみに、「血剤は重ねて使え」のところで触れましたが、日本漢方で「実」というと、筋肉質でガッチリしたタイプの人です。「虚」とは弱々しい栄養不良のような状態です。日本と中国で「実」の意味は大きく異なりますが、日中ともに「虚」は「点滴したら元気になりそう」になります。

【治療の基本】「虚」は補剤、つまり、腸内細菌（＝フローラ）を増殖させる生薬（例：膠《こう》飴《い》、人参《にんじん》、黄耆《おうぎ》）。「実」は瀉剤・解表剤、つまり、外へ出させる生薬（例：大黄《だいおう》、芒硝《ぼうしょう》、麻《ま》黄《おう》）です。

4．陰陽《いんよう》について

これは、表裏《ひょうり》・寒熱《かんねつ》・虚実《きょじつ》の総合評価です。

88002-590 JCOPY

空間座標で考えましょう（**図4**）。表裏《ひょうり》はx軸で表を正の方にします。寒熱《かんねつ》はy軸で熱を正の方にします。虚実《きょじつ》はz軸で実を正の方にします。ここで病変が数値化できるものとして、x＋y＋zを計算します。この合計が正の場合は「陽」で、負の場合は「陰」となります。この空間座標を想像するとわかると思いますが、座標軸を境界にして、病変が8つに分類されています。だから「八綱弁証《はちこうべんしょう》」です。

八綱弁証《はちこうべんしょう》の例として、インフルエンザの初期を考えてみましょう、神経痛があり、悪寒があり、インフルエンザウイルスという強力な病原体に侵されています。ということは、八綱弁《はちこうべん》証《しょう》は表寒実です。それで表寒実の薬方薬を投与すればよいことになります。この八綱弁証《はちこうべんしょう》の具体的な記載がある有名な本は、高山宏世先生の「腹証図解　経方常用処方解説」（通称「赤本」）です。葛根湯《かっこんとう》①も麻黄湯《まおうとう》㉗も「表寒実」と書かれています。

集合図で考える

今回、本書で普段患者を診ているときの千福の実践的漢方概念を示したつもりです。私もまだまだスランプがあったり、漢方の語義がわからなかったりすることがあります。そのとき、数学で習った「集合図（ベン図）」は極めて有用です。たとえば、この概念・方剤はどういう集合で考えればよいのだろうか。そして、他の集合とは相反しているのだろうか、包含関係なのだろうか、積集合があるのだろうか、などなどです。

還暦を過ぎて漢方医学を考えるとき、高校・教養時代には医学と何の関係もないと思って学んだものが「有用なツール」となって蘇っていることに驚きを感じます。今からでも雑学は手に入ります。何でも吸収して臨床に応用して下さい。儲かりますよ！

おわりに

最近、ベーシックインカムという制度が気に入っています。ベーシックインカムとは国民全員に一定額を定期的に付与するシステムです。たとえば国民全員に毎月7万円を支払うようにするのです。そして生活保護や失業保険、年金などは廃止です。すると単身であれば7万円、シングルマザーで子ども1人なら14万円、子ども2人に両親がいれば28万円が毎月オートマチックに貰えます。7万円は生きるのに最低の、つまりベーシックな金額です。大都会ではキツキツでも、田舎に住めば十分な額ですね。なにもしなくても、寝ていても生きていけるのです。もっとお金が欲しい人は働けばいいのです。起業してもいいのです。もしも起業が失敗しても、日本のどこかで生きていくことはできます。そうであれば、貯金も不要です。死ぬまで生きていけるかが心配で貯金をせざるを得ないのです。

さて制度設計からみると、7万円であれば、年に84万円、そして日本の人口の1億2000万を掛けると、必要経費は100兆円になります。この額は決して無理な金額ではありません。詳細は省きますが、生活保護、失業保険、年金を払う必要がなくなり、なによりオートマチックに支給するので、生活保護や失業給付などを審査するための人員や年金担当の公務員などが大幅に不要になります。小さな政府になります。決して無理なシステムではないです。生活保護の審査に通らなかったから死んだといった悲劇は起こりません。日本のどこかでは生きていける額を国民全員に支給するのですから。

反論は勤労意欲がなくなるとか、より高額な年金をもらっている受給者の猛反発があるとか、職を失う公務員がだまっていないとかいろいろです。高額所得者に毎月お金をあげる必要はないだろうという意見もあります。確かにそうですが、その線引きをする公務員の費用に比べれば、オートマチックに給付した方が遙かに安上がりです。こんなシステムも稼働できるのです。僕はいろいろな考え方を知って、そして選ぶことが大切と思っているのです。是非、もっとベーシックインカムについて知りたいかたはググッてください（Googleで検索するという意味）。

漢方も同じですよ。漢方を知って、そして使わないのは自由です。しかし、知らずに否定するのは賢い人が取るべき方法ではありません。この書籍では漢方の魅力を「儲かりまっか」という立ち位置で僕を含めて3人の医師が語りました。この本からヒントを得て、皆さんがいろいろいろな治療に、そしてできたら漢方に益々興味を持って頂けることを望んでいます。

毎週、漢方と人生のお話しをして下さる松田邦夫先生に感謝申し上げます。そしていつも好きな本を書かせて頂ける新興医学出版社林峰子社長に深謝申し上げます。

２０１９年３月　　新見正則

JCOPY 88002-590

［著者紹介］（執筆順）

新見《にいみ》　正則《まさのり》　Masanori NIIMI, MD, DPhil, FACS　外科医でサイエンティスト。趣味は漢方とトライアスロン

1985 年　慶應義塾大学医学部卒業
1993 年～英国オックスフォード大学医学部博士課程留学
移植免疫学で Doctor of Philosophy (DPhil) 取得
1998 年～帝京大学に勤務
2002 年　帝京大学医学部外科准教授
2013 年　イグノーベル医学賞

坂﨑《さかざき》　弘美《ひろみ》　Hiromi Sakazaki　漢方大好き，踊る小児科医♪

1988 年　大阪市立大学医学部卒業
大阪市立医学部附属病院小児科に入局
1991 年～和泉市立病院小児科
1998 年～大阪掖済会病院小児科
2004 年～さかざきこどもクリニック開院

千福《せんぷく》　貞博《さだひろ》　Sadahiro Sempuku　漢方の流派・学派にこだわらず「患者が治れば、それで良い」

1983 年　大阪医科大学　医学部卒業
1989 年　大阪医科大学 大学院医学研究科博士課程　単位を取得中退
1994 年　大阪医科大学　一般・消化器外科 助手
1996 年　高槻赤十字病院　外科医員
1996 年　大阪医科大学　一般・消化器外科非常勤講師
1997 年　センプククリニック　院長
2016 年　大阪医科大学臨床教育教授

© 2019　　第 1 版発行　2019 年 5 月 28 日

漢方❤外来
先生、儲かりまっか？

（定価はカバーに表示してあります）

著者　新見正則
　　　千福貞博
　　　坂﨑弘美

検印省略

発行者　林　峰子
発行所　株式会社 新興医学出版社
〒113-0033　東京都文京区本郷 6 丁目 26 番 8 号
電話　03 (3816) 2853　　FAX　03 (3816) 2895

印刷　株式会社　藤美社　　ISBN978-4-88002-590-2　　郵便振替　00120-8-191625